AF311047

ÉTUDE

SUR LES

GANGLIONS NERVEUX

ÉTUDE

SUR LES

GANGLIONS NERVEUX

PÉRIPHÉRIQUES

PAR

J.-F.-B. POLAILLON

DOCTEUR EN MÉDECINE

Aide d'anatomie à la Faculté de Médecine de Paris.
Interne des hôpitaux de Paris et de Lyon.

PARIS

CHEZ P. ASSELIN, SUCCESSEUR DE BECHET Jne ET LABÉ

LIBRAIRE DE LA FACULTÉ DE MÉDECINE

place de l'École-de-Médecine

—

1865

Paris. — A. Parent, imprimeur de la Faculté de Médecine, rue Monsieur-le-Prince, 31.

Le *ganglion cervical supérieur et ses branches* échut aux concurrents pour l'adjuvat, en 1864, comme sujet des préparations anatomiques. Je fis alors sur la texture de cet organe quelques études, que j'ai étendues depuis à tous les ganglions du système nerveux, et que je résume aujourd'hui dans ce travail.

Mes recherches bibliographiques m'ont conduit à élucider une importante question de priorité scientifique : c'est la découverte des *cellules* ou *globules ganglionnaires bipolaires*, découverte que nous devons revendiquer comme appartenant à notre pays.

Mon travail se divise en trois parties : dans la première, je passe en revue, dans un ordre historique, les découvertes et les opinions qui ont été publiées sur la texture des ganglions et sur la structure de leur élément fondamental, le *globule* ou *cellule ganglionnaire*. Dans la seconde partie, j'indique les moyens d'étude qui m'ont servi dans mes observations. Dans la troisième, j'essaie de décrire le tissu ganglionnaire, description que je chercherai à compléter par des études ultérieures. Enfin je termine en rassemblant tous les faits que j'ai pu rencontrer sur l'anatomie pathologique des ganglions, faits très-peu nombreux qui montrent, ou la rareté de leurs maladies, ou combien nos connaissances sont peu avancées sur cette branche de la médecine.

INDEX BIBLIOGRAPHIQUE

1813.

ACKERMANN. — De systematis nervi primordiis (Heidelberg).

1823.

LOBSTEIN. — De nervi sympatici humani fabricâ, usu et morbis (chapitre III, p. 47, Paris).

1835.

KIESSELBACH. — Dissertatio de formatione ac evolutione nervi systematici (Munich).

1834.

EHRENBERG. — Structur des Seelenorgans bei Menschen und Thieren (dans les *Mémoires de l'Acad. de Berlin*, p. 695, planche VI; — Extrait dans la *Gaz. méd.* de Paris, 1838, p. 84; — et dans le *Journal des connaissances médico-chirurgicales*, même année, p. 155).

G. NEWPORT. — Recherches sur le système nerveux des insectes (*Philosophical transactions*, 1832, partie 2; 1834, partie 2).

1836.

VALENTIN. — Ueber den Verlauf und die letzten Enden der Nerven (*Nova acta Acad. nat. cur.*, t. XVIII, p. 202, pl. 8).

G. NEWPORT. — Recherches sur le système nerveux des insectes (*Philosophical transactions*, partie 2).

1837.

E. BURDACH. — Beitræge zur mikroskopischen Anatomie der Nerven. (Kœnigsberg. — Traduit dans *l'Expérience*, 1837-38, vol. I, nᵒˢ 28, 29 et 30; — et dans les *Annales des sciences naturelles pour la zoologie*, 1838, 2ᵉ série, t. IX, p. 96 et 247).

1838.

SWAN. — Névrologie ou description anatomique des nerfs du corps humain (traduction par M. Chassaignac, Paris, in-4).

PURKINJE. — Bericht über die Versammlung deutscher Natur-foscher und Aerzte in Prag im Jahre 1837 (p. 177).

VOLKMANN. — Ueber die Faserung des Rückenmarkes und des sympathischen Nerven in rana esculenta (Müller's *Archiv*).

REMAK. — Observationes anatomicæ et microscopicæ de systematis nervi structurâ (Berlin).

1839.

VALENTIN. — De functionibus nervorum cerebralium et nervi sympathici (Bernæ, livre I, chap. I, p. 8).

Id. — Archives de Müller.

ROSENTHAL et **PURKINJE.** — De formatione granulosâ (Breslau, p. 15).

SCHWANN. — Mikroskopische Untersuchungen (Berlin).

DICTIONNAIRE EN TRENTE. — Consulter la bibliographie des nerfs ganglionnaires (tome XX, p. 534).

1840.

REMAK. — Mémoire sur le système nerveux (*Gazette médicale* de Paris, p. 615).

SARLANDIÈRE. — Traité du système nerveux dans l'état actuel de la science (Paris, p. 163).

DOYÈRE. — Annales des sciences naturelles pour la zoologie.

GERBER. — Allgemeine Anatomie (Bern, p. 158).

PAPPENHEIM. — Die Gewebelehre des Gehœrorgans (Breslau, p. 173).

1841.

HENLE. — Allgemeine Anatomie (Leipzik). — Traduit par Jourdan en 1843.

1842.

MANDL. — Structure du système nerveux, mémoire présenté à l'Académie des sciences le 6 juin 1842. Extrait dans la *Gazette médicale* de Paris, p. 382).

BIDDER et **VOLKMANN**. — Die Selbständigkeit des sympathischen Nervensystems, etc. (Leipzik, in-4, avec 3 planches. Extrait dans la *Gazette médicale* de Paris, 1843, p. 212.)

HELMHOLTZ. — De fabricâ systematis nevrosi evertebratorum (Berolini).

LONGET. — Anatomie et physiologie du système nerveux (Paris, in-8).

MANDL. — Anatomie microscopique (p. 46).

1843.

GUNSBOURG. — Observation de dégénérescence ganglionnaire des nerfs (*Gaz. méd.* de Paris, p. 711).

GENERALI. — Considérations anatomiques, physiologiques et pathologiques sur le nerf grand sympathique (*Annali universi di medicina*, partie anatomique; — Extrait dans la *Gazette médicale* de Paris, p. 191).

SERRES. — Observation sur la transformation ganglionnaire des nerfs de la vie organique et de la vie animale (lue à l'Acad. des sciences le 3 avril. — *Gaz. méd.* de Paris, p. 224).

SIEBOLD und **REICHERT**. — Archives de Müller, p. II et CXCVII.

OESTERLEN. — Beiträge zur Physiologie (Iena; p. 4).

1844.

WILL. — Vorläufige Mittheilungen über die Structur der Ganglien und den Ursprung der Nerven bei den wirbellosen Thieren (Müller's *Archiv*).

BARKOW. — Ganglion arythénoïdien (Académie des sciences, 26 août. — *Gaz. méd.* de Paris, p. 564).

NEWPORT. — Texture du système nerveux des myriapodes (*Philosophical transactions*).

HANNOVER. — Recherches microscopiques sur le système nerveux (Copenhague, Paris et Leipzik, planches 6 et 7).

DUPUY. — Note sur l'extirpation des ganglions cervicaux supérieurs du nerf sympathique (*Bulletins de l'Acad. royale de Méd.*, t. IX, p. 1156).

KOELLIKER. — Die Selbstændigkeit und Abhængigkeit des sympathischen Nervensystems, etc, (Zurich).

1845.

MAHER et **PAYEN**. — Observation de ganglions développés sur les nerfs (*Gaz. méd.* de Paris, p. 773. — *Comptes rendus de l'Acad. des sciences*, t. XXI, p. 1171).

REICHERT. — Jahresbericht über die Fortschritte der mikroskopischen Anatomie im Jahr 1844 (Müller's *Archiv*).

GUNTHER. — Lehrbuch der allgemeinen Physiologie (Leipzik, p. 396).

1846.

E. BLANCHARD. — Recherches anatomiques et zoologiques sur le système nerveux des animaux sans vertèbres (*Annales des sciences nat. pour la zoologie*, 3e série, t. V, p. 310).

MOSES GUNN. — The ganglionic system of nerves (Inaugural thesis presented to the Faculty of Geneva college, febr. — New-York, *Journal of Med.*, nov. 1846, janvier 1847).

BUDGE. — Medicale Vierteljahrsschrift von Roser und Wunderlich (p. 347).

SNOW BECK. — On the structure of the sympathetic nerve and its connexions with the spinal nerves (*Philosophical transactions*, II).

HALL. — On the ganglionic system of Nerves (Edimb. *Med. and surg. journ.*, juli; p. 173).

WARTON JONES. — Report on the progress of knowledge regarding the structur of the sympathetic nerve and the nature of its connexion with cerebral and spinal nerves (*Lancet*, april, p. 425).

PURKINJE. — Mikroskopisch-nevrologische Beobachtungen (Müller's *Archiv*, S. 281).

HARLESS. — Briefliche Mittheilung über die Ganglien-Kugeln der lobi electrici von torpedo Galvanii (Müller's *Archiv*, S. 283).

BENDZ. — Handboy i den almindelige anatomie (Kjœbenhanen, in-8°, 2 Hefte).

1847.

CH. ROBIN. — Premier mémoire sur la structure des ganglions nerveux des vertébrés, lu à la société philomatique le 13 février (dans le journal *l'Institut*, n° 687 du 3 mars, vol. XV, p. 74. — *Procès-verbaux de la Société philomatique*, p. 23).

Id. — Second mémoire sur le même sujet, lu à la Société

philomatique, le 22 mai (journal *l'Institut*, n° 699, du 26 mai, vol. XV, p. 171.— *Procès-verbaux de la société philomatique*, p. 68).

Id. — Recherches sur les deux ordres de tubes nerveux élémentaires et les deux ordres de globules ganglionnaires qui leur correspondent (*Comptes rendus de l'Acad. des sciences*, 21 juin, t. XXIV, p. 1079).

R. WAGNER. — Structure des ganglions des nerfs rachidiens (extrait d'une lettre de M. Wagner à M. Flourens, dans les *Comptes rendus de l'Acad. des sciences*, t. XXIV, p. 857.—On trouve en note que cette lettre, écrite de Pise, en date du 10 février, n'est parvenue que cette semaine au secrétariat de l'Institut, et n'a été communiquée que dans la séance du lundi 10 mai).

Id. — Observations sur la structure des ganglions (*Annales des sciences naturelles pour la zoologie*, 3e série, t. VII).

Id. — Neue Untersuchungen über die Elemente der Nervensubstanz (in *Gœttinger Nachrichten*, I.).

Id. — Weitere Untersuchungen über die Structur der Ganglien (in *Gœttinger Nachrichten*, III).

Id. — Neue Untersuchungen über den Bau und die Endigung der Nerven, und die Structur der Ganglien (Leipzik, in-fol., avec une planche en cuivre).

Id. — Beobachtungen über die Endigung der Nervenfasern und den Bau der Ganglien (aus den *Ann. des sciences nat.*, in Schleiden und Frorieps, Murrs, Band III, p. 129).

Id. — Sympathischer Nerf, Ganglien-Structur und Nerven-Endigungen (dans son *dictionnaire*, livraison XVII, p. 360, avec pl.).

R. WAGNER. — Sympathische Ganglien des Herzens (*Loc. cit.*, p. 452).

HASSAL (Arthur). — The microscopic anatomy of the human body in health and disease (London, in-8).

BIDDER. — Zur Lehre von dem Verhältniss der Ganglien-Kœrper zu den Nervenfasern (Leipzik, in-4, 2 planches).

B. BECK. — Ueber die Verbindungen des Sehnerven mit dem Augen- und Nasenknoten, sowie über den feinern Bau dieser Ganglien (Heidelberg, in-8, p. 19).

BIBRA und HARLESS. — Die Wirkung des Schwefelæthers in chemischer und physiologischer Beziehung (Erlangen, p. 145, planche II, fig. 1 et 6).

HENLE. — Comptes rendus des travaux d'anatomie (dans le *Recueil* du Dr Canstatt, 1re livraison).

JAMES DIXON. — Observation d'une tumeur qui paraît s'être développée primitivement dans le nerf de la cinquième paire et son ganglion (*Archives génér. de méd.*, 4e série, t. XIV, p. 368).

VOLKMANN. — Artikel *Nervenphysiologie* (dans le dictionnaire du professeur R. Wagner. — Extrait dans la *Gaz. méd.*, p. 79).

REMAK. — Ueber ein selbstændiges Darmnervensystem (Berlin).

AXMANN. — De gangliorum systematis structurâ penitiori ejusque functionibus (Berolini).

1848.

CH. ROBIN. — Mémoire relatif à la structure des ganglions du système nerveux périphérique, lu à la Société philomatique, le 15 janvier (journal *l'Institut*, n° 733 du 10 janvier, vol. XVI, p. 22). Ce mémoire est reproduit avec de nouveaux développements dans le *Traité d'anatomie* de M. Sappey, tome II, p. 35 et suivantes; et dans la *Physiologie* de Müller, trad. de Littré, 1851, tome I, p. 563.

SCHROEDER VAN DER KOLK. — In Anteckeningen van het verhandelde in die Sectie voor Natuur-en genesskunde von het provincial utrechtsch Genootschap (26 juin).

LUDWIG. — Ueber die Herznerven des Frosches (Müller's *Archiv*, p. 141).

REICHERT. — Bericht über die Fortschritte der mikroskopischen Anatomie im Jahr 1847 (Müller's *Archiv*, p. 71).

F. LEYDIG. — Zeitschrift von Kœlliker und Siebold, p. 123, planche X, fig. 69 et 71).

1849.

C. BRUCH. — Ueber das Nervensystem des Blutigels (*Zeitschrift für wissenschaftl. Zoologie*, Bd. I, p. 164, planche XII).

H. STANNIUS. — Das peripherische Nervensystem der Fische (Rostock, p. 116 et 143).

LIEBERKUHN. — De gangliorum structurâ penitiore (dissert. inaug., 1 pl.).

BÉRAUD. — Travail sur le grand sympathique des raies (Comptes rendus de la Soc. de biologie, mars. — *Gaz. médicale*, p. 330).

HENLE. — Compte rendu (dans le *Recueil* de Canstatt, 1re livraison, p. 43).

1850.

R. WAGNER. — Nevrologische Untersuchungen (*Gœtting. Nachrichten*, n° 4).

Id. — Anzeige von Stannius, das peripherische Nervensystem, etc. (*Gœttinger Anz.*, p. 56 et 58).

H. STANNIUS. — Nevrologische Untersuchungen (*Gœtting. Nachrichten*, n° 8).

Id. — Ueber die ganglioese Natur des N. acusticus (*Gœtting-Nachrichten*, n° 16).

ENGEL. — Zur Anatomie des N. sympathicus (*Prager Vierteljahrsschrift*, Band III, p. 144, Tafel).

L. A. SCHRADER. — Experimenta circa regenerationem in gangliis nerveis. Commentatio præmio ornata (Gœtting., in-4, planches).

VALLER. — Philosophical transactions of the royal Society, part. 2.

F. DUJARDIN. — Mémoire sur le système nerveux des insectes (*Annales des sciences naturelles*, 3e série, tome XIV, p. 198).

SCHAFFNER. — Beiträge zur Histologie des Nervensystems (*Zeitschrift für rationnelle Medicin*, Heft 1 und 2).

KOELLIKER. — Mikroskopische Anatomie (Leipzig).

1851.

LUDOVIC HIRCHFELD. — Note sur la portion céphalique du grand sympathique (*Comptes rendus de la Soc. de biol.*, t. III, p. 115).

F. LEYDIG. — Zur Anatomie und Histologie der chimæra monstrosa (Müller's *Archiv*, p. 244 et 247).

Id. — Zeitschrift von Müller und Siebold, p. 452, pl. XVII, fig. 2.

REMAK. — Mémoire sur les ganglions de la langue (*Archives* de Müller, p. 58 et 62).

VALLER. — Nouvelle méthode pour l'étude du système nerveux, applicable à l'investigation de la distribution anatomique des cordons nerveux et au diagnostic des maladies du système nerveux (*Comptes rendus de l'Acad. des sciences*, 1er décembre. — *Gaz. médicale*, p. 791).

Id. — Sur la reproduction des nerfs et sur la structure et les fonctions des ganglions spinaux (mémoire communiqué à l'Acad. des sciences en novembre 1851, puis en février 1852; — Extrait dans les *Annales des sciences nat. pour la zool.*, 3ᵉ série, t. XVI, p. 379; — et reproduit dans les *Archives* de Müller, 1852).

1852.

Id. — Examen des altérations qui ont lieu dans les filets d'origine du nerf pneumogastrique et des nerfs rachidiens, par suite de la section de ces nerfs au-dessus de leurs ganglions (*Comptes rendus de l'Ac. des sciences* t. XXXIV, p. 846).

Id. — Expériences sur la section des nerfs et les altérations qui en résultent (même recueil, t. XXXV, p. 304).

D. MARCUSEN. — Zur Histologie des Nervensystems (*Bulletin de l'Acad. des sciences de Saint-Pétersbourg*, in Nov. Tagesber., n° 568).

SCHIFF. — Ueber den anatomischen Charakter gelæhmter Nervenfasern und die Ursprungsquellen des sympathischen Nerves (*Vierordt's Archiv für physiologische Heilkunde*. — *Gaz. méd. de Paris*, 1853, p. 36).

REMAK. — Des ganglions microscopiques situés sur le trajet des filets du nerf pneumogastrique dans les parois de l'estomac (*Comptes rendus de la Soc. de Biol.*, Octobre, t. IV, p. 153.)

DUVERNOY. — Mémoire sur le système nerveux des mollusques acéphales, lamellibranches et bivalves. (*Ann. des sc. nat. pour la zool.*, 3ᵉ série, t. XVIII, p. 74.)

G. BUDGE. — Expérience démontrant que l'origine du nerf grand sympathique est dans la moelle épinière. (*Comptes rendus de l'Ac. des sc.*, t. XXXV, p. 255.)

F. LEYDIG. — Beitræge zur mikroskopischen Anatomie und Entwiklung sgeschichte der Rochen und Haie. (Leipzik, in-8.)

W. M. DOBIE. — *Monthly Journ.* (*March.*, p. 281.)

J. CRUVEILHIER. — Traité d'anatomie descriptive. (3ᵉ édition, t. IV, p. 454).

SAPPEY. — Traité d'anatomie descriptive. (T. II, p. 35 et 385.)

HENLE. — Compte rendu dans le recueil de Canstatt. (Liv. Iʳᵉ, p. 47.)

1853.

C. AXMANN. Beitræge zur mikrospischen Anatomie und Physiologie des Gangliennervensystems des Menschen und der Wirbelthiere. (Berlin, avec 22 figures dans le texte.)

MEISSNER. — Beitræge für Anatomie und Physiologie von Mermis albicans. (*Zeit. von Koelliker und Siebold*, p. 208 à 279, Hierzu Tafel, XI-XV.)

REMAK. — Sur les fibres nerveuses ganglieuses chez l'homme et chez les animaux vertébrés. (*Comptes rendus de l'Ac. des sc.*, t. XXXVI, p. 914.)

Id. — Ueber den Bau der Nervenfasern und der Ganglienkoerper. (*Bericht der Naturforscherversuche in Wiebaden.*)

VALENTIN et WALTER. — De Regeneratione gangliorum. (Bonn.)

1854.

SCHAFFNER — Ueber die mikroskopischen Ganglien der Lymphdrüsen. (*Zeit. für rationale Medicin*, Band VI, cahiers 1 et 2, p. 255.)

ROBERT LEE. — Observations of the ganglia and nerves of the utérus. (*The Lancet*, nᵒˢ 20 et 23.)

REICHERT. — Bericht über die Fortschritte der mikroskopischen Anatomie im Jahre 1853. (Müller's *Archiv.*)

C. KUTTNER. — De Origine nervi sympathici ranarum ex nervorum dissectorum mutationibus dijudicata. (Inaugural-Abhandhung, Dorpati.)

H. LUSCHKA. — Corpora amylacæa in dem ganglion Gasseri. (*Archiv* von Virchow, p. 271.)

F. LEYDIG. — Ueber den Bau und die systematische Stellung der Raederthiere. (*Zeit. von Koelliker und Siebold*, p. 87 à 89, pl. II, fig. 12, 16 et 17.)

CH. ROBIN. — Sur le périnèvre (*Arch. génér. de médecine*, septembre, p. 323.— *Mémoires de la Soc. de biologie*, p. 87).

Id. — Observation d'un névrôme du plexus solaire (*Comptes rendus de la Soc. de biol.*, avec figures).

REMAK. — Ueber multipolare Ganglienzellen (*Comptes rendus de l'Acad. de Berlin*, janvier).

SCHIFF. — Ueber den Bau der Ganglien bei den Vœgeln (*Cabanis, Journal für Ornith.*, p. 246-249).

1855.

LENT. — De nervorum commutationibus ac regeneratione (dissert. inaugur. Berolini).

E. FAIVRE. — Observations histologiques sur le grand sympathique de la sangsue médicinale (*Annales des sciences nat. pour la zool.*, 4e série, t. IV, p. 251).

BUDGE.—Mouvements de l'iris. Aux physiologistes et aux médecins (Brunswick).

BUTTNER. — Prager Vierteljahrsschrift (tome XLVII, p. 17).

CH. ROBIN. — Dictionnaire de Nysten, article *Nerf*.

1856.

VALLER. — Expériences sur la section des nerfs et les altérations qui en résultent (*Comptes rendus de la Soc. de biol.*, 2e série, t. III, p. 6).

VULPIAN. — Note sur le perchlorure de fer comme moyen de conservation et de préparation des pièces anatomiques (*Idem, Soc. de biologie*).

STILLING. — Ueber den Bau der Nerven-Primitivfaser und der Nervenzelle (Frankfurt am Main; — Communiqué à l'Acad. des sciences de Paris, l'année précédente, tome XXXXI, p. 827 et 898).

R. LEE. — Du névrilème considéré comme partie constituante des nerfs et des ganglions de l'utérus gravide et non gravide (*Gaz. des hôp.*, n° 114).

SNOW BECK. — On the reputed large ganglia and nerves of the gravide uterus and of the heart (*Lancet*, n°, juli).

E. FAIVRE. — Études sur l'histologie comparée du système nerveux chez quelques annélides (*Annales des sciences nat. pour la zool.*, 4e série, t. V, p. 337 ; et t. VI, p. 16).

S. DUPRÉ. — Développement et structure du système nerveux (thèse de concours pour l'agrégation en anatomie et physiologie à la Faculté de Paris).

1857.

C. WAGENER. — Ueber den Zusammenhang des Kernes und Kernkœrpers der Ganglienzelle mit dem Nervenfaden (*Zeitschr. für wissenschaftliche Zoologie*, Band VIII, p. 455, planche XXI).

E. HAECKEL. — Ueber die Gewebe des Flusskrebses (Müller's *Archiv*, p. 469 et 532, planche XVIII, pour le système nerveux).

LECONTE et **FAIVRE**. — Études sur la constitution chimique du système nerveux de la sangsue médicinale (Acad. des sciences, séance du 26 octobre. — *Gazette médicale* de Paris, p. 709).

JACUBOWITSCH.—Mittheilung. ü. d. fein. Struct. des Gehirns und Rükenmarks (Breslau). — Extrait dans la *Gaz. méd. de Paris*, p. 560; — *Comptes rendus de l'Ac. des sc.*, t. XLV, p. 290 et 380).

1858.

Id. — Nouveau procédé pour étudier les éléments de la moelle épinière et du cerveau à l'état frais (*Comptes rendus de l'Ac. des sc.*, t. XLVII, page 581).

THEODOR BILLROTH. — Einige Beobachtungen über das ausgedehnte Vorkommen von Nervenanastomosen im tractus intestinalis (Müller's *Archiv*, p. 148, pl. VI).

PACINI. — Liqueur conservatrice pour les préparations microscopiques (*Gaz. méd. de Paris*, p. 458).

G. MEISSNER. — Sur les nerfs des parois intestinales (*Gaz. méd. de Paris*, p. 484).

J. BUDGE. — Notes sur un second centre spinal du nerf grand sympathique (communiquées à l'Acad. des sciences, le 11 octobre 1858 et le 28 février 1859. — *Ann. des sc. nat. zool.*, 4e série, t. X, p. 337).

REMAK. — Ueber peripherische Ganglien an den Nerven des Nahrungsrohrs (Müller's *Archiv*, p. 189).

1860.

Id. — Note sur les ganglions périphériques des nerfs, lue à l'Acad. des sc., le 2 juillet (*Arch. gén. de méd.*, 5e série, t. XVI, p. 236).

LIÉGEOIS. — Note sur la macération des nerfs dans l'acide tartrique (*Comptes rendus de la Soc. de biol.*, 3e série, t. II, p. 15).

JACUBOWITSCH. — Mémoire sur les terminaisons des nerfs à la périphérie et dans les différents organes (*Comptes rendus de l'Acad. des sc.*, t. LI, p. 859. — Extrait dans les *Arch. gén. de méd.*, 5e série, t. XV, p. 760).

MAUTHNER. — Beitraege zur naeheren Kenntniss der morphologischen Elemente des Nervensystems (Vienne).

OTTO HJELT. — Ueber die Regeneration der Nerven (*Archiv* von Virchow, p. 352, pl. VIII-X.)

1861.

OWSJANNIKOW. — Recherches sur la structure intime du système nerveux des crustacés et principalement du homard (*Comptes rendus de l'Acad. des sc.*, t. LII, p. 378. — *Ann. des sc. nat. zool.*, 4e série, t. XV, p. 129).

W. MANZ. — Sur les ganglions nerveux des conduits excréteurs des glandes (*Verhand. der Naturges. zu Freiburq*, t. II, p. 163-173. — Extrait dans les *Arch. gén. de méd.*, 5e série, t. XVII, p. 516).

COLIN. — Sur les divers degrés de sensibilité des ganglions et des filets du grand sympathique (*Comptes rendus de l'Acad. des sc.*, t. LII, p. 969).

VIRCHOW. — Pathologie cellulaire, (trad. de P. Picard, p. 212 et suiv., et p. 233).

1862.

VULPIAN. — Recherches sur la racine postérieure ou ganglionnaire du nerf hypoglosse (*Journ. de phys.* de Ch. Robin, janv.).

L. AUERBACH. — Ueber einen plexus myentericus, einen bisher unbekannten ganglionervoesen Apparat der Wirbelthiere (Vorlaeufige Mittheilung. Breslau).

F. LEYDIG. — Ueber den Nervensystem der Anneliden (Reichert und Dubois-Raymond *Archiv für Physiologie*, p. 117).

H. LUSCHKA. — Ueber die drüsenartige Natur des sogenannten Ganglion intercaroticum (*Archiv für Physiologie*, p. 405, pl. x).

CL. BERNARD. — Recherches expérimentales sur les ganglions du grand sympathique (Acad. des sc., séance du 25 août. — *Gaz. méd. de Paris*, p. 560).

1863.

REINHOLD BUCHHOLZ. — Bemerkungen über den histologischen Bau des Centralnervensystems der Süsswassermollusken (*Archiv für Physiologie*, p. 234).

GEORG WALTER. — Mikroskopische Studien über das Central-nervensystem wirbelloser Thiere (Bonn, in-4).

SALVATORE TRINCHESE. — Sur la structure du système nerveux des mollusques gastéropodes (*Comptes rendus de l'Ac. des sc.*, t. LVII, p. 629. — Rapport de M. Blanchard, même recueil, 1864. t. LVIII, p. 355).

BEALE. — On the structur of the so-called apolar, unipolar and bipolar nervecells (*Quarterly journal of microscope science*, oct.).

CORNIL. — Sur quelques procédés de préparations microscopiques et en particulier sur l'emploi du nitrate d'argent (*Arch. gén. de méd.*, 6ᵉ série, t. I, p. 209).

1864.

S. JACCOUD. — Les paraplégies et l'ataxie du mouvement (Paris, p. 40).

C. MOREL. — Traité élémentaire d'histologie humaine normale et pathologique (Paris, p. 120).

1865.

JULES BÉCLARD. — Précis d'histologie (Paris, in-8, p. 700).

F. LUYS. — Recherches sur le système nerveux cérébro-spinal (p. 19).

JULIUS ARNOLD. — Ueber die feineren histologischen Verhaeltnisse der Ganglienzellen in dem sympathicus des Frosches (*Archiv* von Virchow, hiezu 1 Tafel, januar. — Mémoire analysé par M. Kohne dans le *Journal d'anat. et de physiol.* de M. Ch. Robin, mars, p. 219).

P. ROUDANOWSKI. — Observations sur la structure du tissu nerveux d'après une nouvelle méthode (*Journal d'Anatomie et de physiol.* de M. Ch. Robin, mai, p. 225).

E. ONIMUS. — De l'emploi de l'aniline dans l'étude des éléments anatomiques (même recueil, sept., p. 569).

ÉTUDE

SUR LES

GANGLIONS NERVEUX

PÉRIPHÉRIQUES

PREMIÈRE PARTIE

Revue historique.

Avant les travaux d'Ehrenberg, ce que l'on savait sur la texture des ganglions se réduisait à bien peu de chose.

«Les ganglions, écrit Jourdan en 1816 (1), sont des renflements ou nœuds particuliers, qui se rencontrent sur le trajet des nerfs, et qui résultent essentiellement d'un assemblage de filaments nerveux, ramifiés et divisés à l'infini, entrecroisés, confondus, diminués de consistance, et adhérant les uns aux autres au moyen d'un tissu lamineux très-fin, arrosé par un suc muqueux, et traversé en tous sens par des ramuscules sanguins.... Ils semblent ne différer des plexus que parce que les filets qui les composent sont plus intimement unis; car la macération les résout en plusieurs filaments qui s'anastomosent ensemble. »

(1) Je remplace les indications bibliographiques, qui reviendraient à chaque pas, par l'indication de l'année où a paru le travail auquel je fais allusion. Au moyen de cette date et du nom de l'auteur, il est facile de trouver la source bibliographique en consultant l'index que j'ai rangé par ordre chronologique.

2

Les prévisions physiologiques avaient devancé l'anatomie. Johnston regardait les ganglions comme de petits cerveaux, des *sources de nerfs*, qui, bien que pouvant agir indépendamment de l'encéphale et se passer pendant quelque temps de son influence, lui sont cependant subordonnés et ont pour usage spécial d'affranchir du pouvoir de la volonté les mouvements vitaux à la conservation desquels ils veillent. Cette doctrine, soutenue par Tissot, Monro, Scarpa et surtout Bichat, fut tour à tour renversée et rétablie par les études anatomiques. De nos jours, les expériences de M. Cl. Bernard sont venues lui donner un appui.

Lorsque parut l'ouvrage de Swan sur la texture des nerfs du corps humain, la texture des ganglions n'avait point fait de progrès; et, en 1832, Scarpa, dans une lettre adressée à Weber, les considérait encore comme des plexus. De Blainville leur donna le nom de *ganglions granuleux* pour les distinguer des masses qui constituent les centres nerveux, et qu'on appelait *ganglions pulpeux*.

Il n'y a pas plus de trente et un ans que commencèrent les travaux importants sur la texture du système nerveux. C'est Ehrenberg qui en donna l'élan. En 1834, il démontra, le premier, que, dans un faisceau nerveux quelconque, on pouvait distinguer les filets moteurs des filets sensitifs: ceux-ci prennent une forme variqueuse étranglée ou en chapelet après la mort; ceux-là restent cylindriques et ne présentent qu'un aspect rugueux. Les premiers sont plus minces que les seconds; leur enveloppe propre est aussi plus mince. Il admit de plus que les ganglions varient dans leur texture : ce qu'ils présentent en commun, c'est d'être formés d'un grand nombre de tubes cérébraux variqueux, seuls ou accompagnés de tubes cylindriques, avec un réseau vasculaire, entre les mailles duquel on retrouve les granulations qui couvrent la rétine et les autres expansions de la substance cérébrale, et qui sont répandues dans la substance grise de l'axe cérébro-spinal. Or Ehrenberg reconnait deux espèces de granulations : les unes extrêmement fines, les autres beaucoup plus volumineuses, qu'il désigne sous le nom de *boules glanduleuses* ou de *corps en forme de massue* (fig. 1, pl. I). Il les avait vues notamment dans le ganglion cœliaque du cochon d'Inde.

Ainsi Ehrenberg avait découvert, dans les ganglions, la grosse granulation, c'est-à-dire la cellule ou le globule ganglionnaire. Il le représente très-bien dans les planches qui accompagnent son mémoire; il dessina plusieurs fois la continuation de ces corps en tubes cylindriques; mais il ne se douta pas de la relation qu'ils ont avec les fibres nerveuses.

Dans la première communication qu'il fit à ce sujet, Purkinje (1838, p. 179) donna quelques nouveaux détails sur les globules ganglionnaires. Il reconnut qu'ils sont composés d'une enveloppe, d'un contenu granuleux et d'un noyau; mais il se vit réduit à avouer qu'il ne pouvait rien décider sur leur rapport avec les tubes nerveux.

Cependant la question était posée : existe-t-il une relation entre les fibres nerveuses et les globules ganglionnaires; et si cette relation existe, les ganglions sont-ils des sources de nerfs?

Peu de temps après, et presque en même temps, deux jeunes observateurs la tranchèrent avec beaucoup de hardiesse.

Valentin avança que, suivant la nature du ganglions les fibres nerveuses le traversent en droite ligne ou forment dans son intérieur des plexus plus ou moins compliqués : la première disposition se rencontre dans les ganglions intervertébraux, la seconde dans ceux du grand sympathique. Mais jamais les globules ne se continuent en fibres nerveuses.

En 1838, Remak découvrit la bandelette centrale des tubes nerveux ou le *cylindre-axe* et les *filets nerveux de la vie organique*. Il avait remarqué que les nerfs gris sympathiques de l'homme et des animaux vertébrés se composent en majeure partie de fibres qui, par leur finesse, leur transparence, par l'absence de bords noirs, aussi bien que par une grande quantité de noyaux répandus sur leur trajet, se distinguent des tubes nerveux primitifs connus [jusqu'alors. Ces fibres spéciales lui semblèrent prendre leur [origine aux globules des ganglions spinaux et sympathiques. Il donna des figures pour montrer comment il concevait cette origine (fig. 2, pl. I). Quant aux fibres blanches ou ordinaires, elles n'ont pas, suivant le même auteur, de connexion intime avec les globules des ganglions entre lesquels elles ne font que passer. Ces dernières fibres ne peuvent donc point éprouver de multiplication dans les ganglions, et elles se comportent dans tout le grand sympathique de la même manière que dans les nerfs cérébro-rachidiens. Au contraire, les fibres organiques peuvent se multiplier, dit Remak, et naissent des queues des [globules ganglionnaires. Aussi considéra-t-il les ganglions comme des organes centraux, comme des espèces de cerveaux par rapport au système des fibres organiques, au lieu que la portion sensitivo-motrice du grand sympathique, c'est-à-dire ses fibres blanches, provenait du cerveau et de la moelle épinière.

Valentin défendit son opinion avec la même assurance que Remak mettait à soutenir la sienne. Il vint le premier (1) émettre des doutes sur les caractères

(1) Müllers, *Archiv*, 1839, p. 137.

que Remak avait attribués aux fibres organiques ; il n'y vit qu'une forme particulière d'épithélium qui se présente sous forme de fibres en chapelet et qu'il appelle *épithélium filiforme*. Müller (1) et Gerber (2) adoptèrent au contraire l'opinion de Remak. Rosenthal et Purkinje (3) virent dans ces éléments des fibres particulières pourvues seulement du cylindre central et privées de la substance médullaire. Pappenheim (1840) dit aussi que le grand sympathique contient des fibres particulières que l'on retrouve dans les nerfs cérébro-spinaux, lorsqu'ils sont pourvus de ganglions. Henle appela (1841 p. 637) ces éléments *fibres gélatineuses*, sans toutefois vouloir indiquer par ce nom un caractère spécial ou différent d'autres fibres du tissu cellulaire. Pour Mandl (4) les fibres de Remak n'étaient qu'une forme particulière du tissu cellulaire, et les véritables fibres sympathiques étaient celles qui n'ont qu'un simple contour. « Les cloisons les plus minces qui séparent les groupes de globules ganglionnaires sont formées par une espèce particulière de tissu cellulaire, qui quelquefois fournit des enveloppes pour chaque globule ; ce sont ces fibres de tissu cellulaire que Remak a prises pour des fibres à noyau ou des fibres organiques ; de là son erreur que ces fibres se trouvent en communication directe avec les globules ganglionnaires. » Enfin M. Longet (5) se tint dans le doute, et pensa que, pour être adoptées, toutes ces suppositions ingénieuses avaient besoin de nouvelles recherches confirmatives.

(1) *Physiologie*, t. 1, p. 678.
(2) *Allgemeine Anatomie*, p. 158.
(3) *De Formatione granulosa*, p. 15.
(4) *Anatomie microscopique*, p. 46.
(5) *Anatomie et physiologie du système nerveux*, t. II, p. 560.

En définitive la doctrine de Valentin, que les ganglions ne sont point des sources de nerfs, était restée victorieuse. Il devait en être ainsi, car, tant qu'on ne pouvait démontrer l'origine de vraies fibres nerveuses aux globules ganglionnaires, l'opinion opposée, qui niait cette origine, était pleinement justifiée.

Cependant de nouvelles découvertes vinrent confirmer l'opinion de Remak.

Puisque l'observation directe des ganglions ne montrait point ces origines de fibres, Bidder et Volkmann (1842) prirent une voie détournée, qui les amena à les constater aussi sûrement que par l'inspection directe. Ils comptèrent comparativement les tubes nerveux qui entraient dans un ganglion et ceux qui en sortaient, et trouvèrent une augmentation notable de ces derniers. Dans le quatrième nerf de la moelle épinière de la grenouille, le rapport du nombre des tubes minces à celui des tubes larges, au-dessus du ganglion, était comme 1 est à 50 ; au-dessous du ganglion, il était comme 4 est à 1 ; de telle sorte que le nombre des tubes minces était devenu dans le ganglion 200 fois plus grand. Le nombre des tubes, larges et minces, qui entrent dans le sympathique par le rameau communiquant était des deux tiers plus petit que celui des tubes qui en sortaient. Chez le brochet, même après qu'on a enlevé le névrilème des nerfs, les rameaux qui se dirigent du nerf vague vers les branchies, sont à eux seuls aussi épais que les racines du pneumogastrique au-dessus du ganglion, et ils contiennent presque exclusivement des tubes nerveux ganglionnaires, tandis que les racines au-dessus des ganglions ne contiennent qu'un dixième de tubes minces et neuf dixièmes de tubes larges. Les mêmes rapports ou des rapports analogues peuvent s'observer dans toutes les classes des vertébrés, et chez l'homme.

Si l'on ne pouvait démontrer par l'observation directe l'origine des tubes nerveux dans les ganglions, cette méthode suffirait donc à prouver la vérité de ce fait. Bidder et Volkmann pensèrent que la plus grande partie des fibres des ganglions sympathiques prévertébraux ne présente aucune connexion avec la moelle, et admirent l'indépendance absolue du grand sympathique, opinion qui a été plus récemment soutenue encore par Küttner (1854).

Immédiatement après la publication des observations de Bidder et de Volkmann, beaucoup d'auteurs essayèrent de résoudre la question dans le même sens.

Helmholtz (1842, p. 22 et 23) compta approximativement le nombre des fibres qui sortent d'un ganglion et le nombre de globules que celui-ci renferme, et il vit qu'un ganglion contient deux ou trois fois plus de globules qu'il n'émet de fibres; d'où la conclusion que toutes les fibres peuvent naître des globules. D'une autre part, il vit clairement dans les ganglions de quelques invertébrés, tels que la sangsue, l'écrevisse et les escargots, des globules avec des prolongements cylindriques, qu'il assimila à des tubes nerveux.

Will (1844), qui est entré dans de grands détails, qui nous intéressent peu, sur la structure des globules chez les invertébrés, a aussi constaté la naissance des tubes dans ces globules. Il remarqua que les prolongements des cellules s'accolent aux fibres nerveuses qui passent à travers le ganglion et deviennent si semblables à elles que dans le parcours ultérieur du nerf, il n'y a plus moyen de trouver une différence entre les fibres primitives et les prolongements. De là suit, d'après l'auteur, que les globules ganglionnaires avec des prolongements tubulés simples sont l'origine ou la terminaison de fibres nerveuses.

On voit que les travaux d'Helmholtz et de Will chez les invertébrés, avaient fait déjà beaucoup pour démontrer l'existence de fibres nerveuses en connexion avec les globules ganglionnaires. Hannover (1844) les confirma chez les vertébrés, et Kœlliker (1844) rendit ce fait classique. Dès lors, Valentin se montra disposé à abandonner sa violente opposition contre l'indépendance du sympathique que Remak, Volkmann et Bidder soutenaient, et à admettre une indépendance partielle des ganglions périphériques. En effet, Kœlliker, tout en vérifiant ce fait que des fibres nerveuses prennent naissance et dans les ganglions sympathiques et dans les ganglions spinaux, vit pourtant que le nerf sympathique est sous la dépendance de la moelle, parce qu'il en tire son origine, et que le rameau anastomotique formé de fibres qui viennent du ganglion spinal et de la moelle par les deux ordres de racines, est une racine et non une branche du sympathique. D'un autre côté, des fibres nouvelles prennent naissance dans les ganglions sympathiques, et, parmi ces fibres, il en est qui remontent par le rameau anastomotique pour gagner les nerfs spinaux périphériques, tandis que les autres se jettent dans les rameaux mêmes du sympathique.

Ainsi à l'époque où nous sommes arrivés, il était démontré anatomiquement que les ganglions contiennent des cellules comme les centres nerveux, et que ces cellules donnent naissance à des tubes. La doctrine physiologique de Bichat sur l'indépendance du grand sympathique semblait être démontrée par l'anatomie.

A partir de 1844, les études histologiques ayant fait de remarquables progrès, une foule d'observateurs abordèrent directement ou indirectement la texture du système nerveux chez les animaux supérieurs et chez les animaux inférieurs. Günther, Reichert, Moses Gunn, Snow Beck, Hall, Warton Jones, Budge, Bibra et Harless, B. Beck, confirmèrent les découvertes que l'on avait faites sur la texture des ganglions, et donnèrent de nouveaux détails sur les éléments qu'on y rencontre. La plupart ajoutèrent à leurs écrits des dessins, où l'on voit des globules ganglionnaires allongés d'un seul côté en une fibre nerveuse. Les planches de Bendz (1846, Pl. I, fig. 3) montrent deux prolongements, l'un en face de l'autre, d'un seul globule ganglionnaire, sans que dans le texte il y soit attaché la moindre importance. Les *cellules unipolaires* seules étaient définitivement entrées dans le domaine de la science.

Dans les lobes électriques de la torpille, Harless (1846. Pl. I, fig. 4), trouva de gros globules ganglionnaires, où il vit un grand nombre de fois le prolongement partir du nucléole. Lorsqu'il y a deux nucléoles, il en sort distinctement deux fibres claires qui, avant leur issue du globule ganglionnaire, se réunissent pour former une seule fibre; d'autres fois, d'un mince noyau sortent aussi deux fibres dans deux directions opposées. Mais ce fait resta comme un fait isolé, comme une particularité singulière trouvée dans les lobes électriques de la torpille.

Toute cette question des prolongements des globules ganglionnaires allait entrer dans une nouvelle phase par une découverte qu'il faut attribuer à M. Ch. Robin.

La première publication de l'histologiste français fut faite au mois de février 1847; celles de R. Wagner et de M. Bidder sur le même sujet datent, l'une du mois de mai, l'autre de la fin de juin de la même année. Comme les découvertes scientifiques sont attribuées à celui qui les livre le premier à la publicité, je crois que dans le cas particulier la priorité ne peut être douteuse.

Dans un premier mémoire, lu le 13 février 1847 à la Société philomatique, M. Robin annonça que, dans les ganglions des raies, les globules sont en connexion avec deux tubes nerveux, qu'ils sont *bipolaires*. « Les globules ganglionnaires ne sont pas le point de départ de tubes nerveux, ils ne sont pas non plus traversés d'un pôle à l'autre par un tube ; mais le tube s'abouche à l'un des pôles en se rétrécissant, et du pôle opposé part un tube qui communique avec la cavité du ganglion de la même manière que le précédent. La face interne de chaque tube se continue avec celle du globule ; mais entre les deux lumières opposées l'une à l'autre se trouve interposée une masse granuleuse, assez résistante, le contenu du globule. » Les deux ordres de tubes nerveux élémentaires des racines rachidiennes postérieures, c'est-à-dire les tubes larges et les tubes minces ou sympathiques, sont en relation avec deux espèces de globules ganglionnaires bien distinctes sous tous les rapports ; les uns gros, sphériques, sont en relation avec les tubes larges ; les autres petits, ovoïdes, avec les tubes minces (Pl. II, fig. 1, 2, 6 et fig. 3, 7.) (1).

Quelque temps après le mémoire de M. Robin, le 9 mai, arriva à l'Institut une lettre de R. Wagner qui consignait les mêmes faits : « Voici ce que j'ai trouvé déjà l'année passée, et ce que j'ai trouvé depuis dans un grand nombre de cas ; chaque fibre élémentaire qui vient du cerveau et de la moelle épinière, se prolonge en un globule ganglionnaire qui laisse voir son noyau avec le nucléole. De chaque globule ganglionnaire prend naissance une autre fibre nerveuse, qui s'allonge dans les branches périphé-

____

(1) Les dessins qui accompagnaient le mémoire de M. Robin ne furent jamais gravés. Il a eu l'extrême obligeance de les mettre à ma disposition. J'en ai fait représenter quelques-uns à l'appui de sa découverte et des idées qu'il avait avancées aussi bien que de mes propres recherches.

riques du nerf correspondant. Quelquefois on voit parfaitement la moelle de la fibre pénétrer dans le globule ganglionnaire même; dans d'autres cas, ce sont des fibres nerveuses plus fines (les soi-disant fibres sympathiques) qui prennent naissance dans les corps ganglionnaires; et de l'autre côté les fibres primitives s'élargissent peu à peu et prennent l'apparence ordinaire. J'ai été bien étonné de cette structure des ganglions (observés chez la torpille, les raies et les squales) qui sera certainement la même dans l'homme et les autres vertébrés... »

Dans une seconde note publiée dans les *Annales des sciences naturelles* (1847), Wagner dit n'avoir pu retrouver la distinction établie par Ch. Robin entre les deux espèces de tubes nerveux et de [globules ganglionnaires. Cependant la planche V, annexée à cette note dément cette assertion, car elle montre, de la manière la plus évidente, dans la figure 13, un gros globule d'un ganglion rachidien de torpille en connexion avec deux tubes larges; et dans la figure 14, deux petits globules d'un ganglion de l'estomac, en connexion avec des tubes minces. Dans cette note, Wagner mentionne qu'il a trouvé des cellules bipolaires non-seulement dans les ganglions des nerfs rachidiens, où Ch. Robin les avait vus le premier, mais encore dans les ganglions des nerfs cérébraux et du grand sympathique, résultat prévu d'avance, puisque l'on savait depuis Ehrenberg que les ganglions rachidiens, viscéraux et céphaliques ont la même texture fondamentale. Robin le confirma dans un second mémoire et dans une communication sur le même sujet à l'Académie des sciences, le 21 juin 1847. Il établit aussi que les tubes des racines antérieures ou motrices ne se rendent pas à des globules ganglionnaires. Cette particularité distingue anatomiquement les tubes élémentaires des nerfs moteurs de la vie animale de ceux des nerfs sensitifs. Mais ce caractère si tranché ne peut s'observer que dans la courte étendue des racines spinales avant leur réunion et le mélange de leurs tubes.

Vers le milieu de la même année, parut le mémoire de Bidder (1), travail très-étendu, très-soigné, et sur lequel nous aurons souvent occasion de revenir. Il fit ses observations sur le ganglion du trijumeau du brochet, et constata les mêmes résultats que M. Robin et que Wagner.

Les histologistes s'appliquèrent à l'envie à vérifier la découverte de la cellule bipolaire dans les ganglions. Henle en trouva dans les renflements d'origine du nerf vague et du glosso-pharyngien du veau, du chien et du chat (1847); Ludwig, dans les nerfs du cœur de la grenouille, quoique très-rarement; Reichert, dans la plupart des ganglions qu'il a examinés, si bien qu'il pense que les globules sont toujours en rapport avec deux fibres ou avec aucune; Schroëder van der Kolk, dans les ganglions sympathiques de l'homme et de plusieurs animaux supérieurs, où il distingua, comme M. Robin, de gros et de petits globules contenus dans des tubes larges et minces (1848); Bruch, dans les ganglions de la sangsue; Lieberkühn, dans les ganglions des grenouilles; Stannius, dans les ganglions des poissons (1849), et plus tard (Recueil de Canstatt, 1852), dans un ganglion spinal d'un fœtus de sept mois, conservé dans une dissolution de chromate de potasse, dans un ganglion spinal et un ganglion de Gasser d'un fœtus de veau, dans le tronc du nerf acoustique d'un fœtus humain de sept mois et d'un fœtus à terme, dans les

____

(1) J'ignore la date précise de la publication du mémoire de Bidder ; mais, ce qui prouve qu'elle n'eut pas lieu avant le milieu de l'année, ce sont ces lignes de Volkmann : « Bidder m'envoya le manuscrit de son mémoire dans les derniers jours de juin...» (Appendice de Volkmann, p. 65.)

nerfs du vestibule et de la branche cochléenne d'un homme adulte; Schaffner, dans les nerfs de l'oreillette de la Lacerta muralis; Valentin (1), dans les ganglions de la grenouille et des poissons osseux; Donders et Harting (2), dans le ganglion cervical supérieur de l'homme (1850); F. Leydig, dans le ganglion du trijumeau de la chimaera monstrosa (1851), et dans le même ganglion du scymnus lichia (1852); Meisner, dans les ganglions du Mermis albicans, où il n'y avait pas une seule cellule apolaire (1853); Remak, dans tous les ganglions; Küttner, seulement dans les ganglions spinaux de la grenouille, et non dans les ganglions sympathiques (1854); E. Faivre, dans les ganglions de la sangsue médicinale (1855) et chez quelques annélides; Stilling, dans tous les ganglions (1856); E. Haeckel, dans les ganglions de l'écrevisse (1857); Reinhold Buchholz, dans les ganglions des limnées et des planorbes (1863); Luys, dans les ganglions rachidiens et sympathiques de l'homme (1865).

Quelquefois les deux tubes d'un globule bipolaire ne sont pas situés l'un en face de l'autre, mais sont juxta-posés et se dirigent ensuite en deux directions différentes. Dans ce cas, le globule tient au renflement ganglionnaire par une sorte de pédicule; celui-ci paraît au premier abord ne contenir qu'une seule fibre, de sorte que l'on croit avoir devant les yeux un globule unipolaire, mais en y regardant avec beaucoup d'attention on aperçoit distinctement deux fibres couchées l'une à côté de l'autre. Beale (1863) aurait vu une disposition analogue lorsqu'il signala un prolongement en droite ligne et l'autre enroulé en spirale autour du premier. J. Arnold (1865) a aussi décrit dans le grand sympathique de la grenouille des globules ganglion-

(1) Recueil de Canstatt, 1850, 1re livraison.
(2) *Idem.*

naires avec des fibres spirales et des fibres rectilignes (pl. 1, fig. 10).

A côté de ce nombre imposant d'observations qui viennent témoigner en faveur de la cellule bipolaire, il en est quelques autres qui ne l'admettent qu'avec beaucoup de réserve ou même la rejettent tout à fait.

B. Beck, qui a fait des recherches sur beaucoup de ganglions de mammifères, soutient que toutes les cellules ganglionnaires sont les points d'origine de tubes simples (1847, p. 41). Engel (1) a vu un petit ganglion piriforme de $0,^{mm}2$ de diamètre, situé au côté d'un plexus nerveux dans le périchondre d'un cartilage de la trachée, ganglion dont la structure démontrerait que les globules ganglionnaires se transforment d'un seul côté en fibres nerveuses : il était formé de 14 cellules contenant du pigment, et le faisceau qui en sortait ne contenait que sept fibres. Le même auteur a vu dans des ganglions de brebis des cellules manifestement unipolaires. Volkmann (2), qui a repris les expériences de Bidder, déclare qu'il n'a vu qu'une seule fois très-distinctement un globule bipolaire, aussi se range-t-il à l'opinion des globules unipolaires, pensant d'ailleurs qu'on ne peut rejeter tout ce que les observateurs avaient vu avant les dernières découvertes. Ludwig (1848) dit que dans le cœur de la grenouille la très-grande majorité des globules n'a qu'un prolongement, qu'il arrive aussi très-souvent qu'on ne voit aucun rapport entre le globule et le tube nerveux et qu'il faut une interprétation bien hardie pour établir ce rapport. R. Wagner (3) lui-même, après les observations

(1) Recueil de Canstatt, 1847, 1re livraison, p. 62.
(2) *Anhang zu Bidder's Werke*, 1847, s. 67.
(3) *Nevrologische Untersuchungen* (Goëttinger Nachrichten, 1850, n° 4).

qu'il fit avec Frei sur cet organe, fut obligé d'avouer qu'il y a des globules unipolaires; mais il ne les admet qu'à regret et exceptionnellement pour ce seul organe. Kœlliker (1850, § 121 et § 124) écrivit que les corpuscules des ganglions sont en très-grande majorité unipolaires. Axmann, (1853, p. 35) dans tous les ganglions des mammifères, des oiseaux, des reptiles et des poissons qu'il a examinés, n'a jamais vu que des globules avec un seul prolongement. Küttner (1854) n'admet que des globules unipolaires dans le grand sympathique. Vulpian (1862, p. 20), dans le ganglion de la racine postérieure de l'hypoglosse, doute de l'existence des cellules bipolaires, et les a vues toutes ou à peu près toutes munies d'un prolongement unique.

En résumé, la découverte de M. Ch. Robin partagea les histologistes en deux sections, les uns n'admettant comme lui que des cellules bipolaires, les autres ne voyant que des cellules unipolaires et apolaires. Les premiers opposaient aux seconds que leurs cellules unipolaires et apolaires ne sont que des cellules bipolaires mutilées (et cette mutilation est évidemment très-fréquente dans les dilacérations). Ceux-ci répondaient qu'ils avaient confiance dans leur méthode de préparation, et que ce qui se voit très-clairement chez les plagiostomes, pouvait bien ne pas exister chez les animaux supérieurs.Mais devant l'évidence de l'observation qui montre des cellules bipolaires, unipolaires et apolaires, la plupart des auteurs se rangèrent à une opinion mixte, et admirent ces trois espèces de cellules dans les ganglions.

Une question nouvelle surgit au milieu de ces discussions, ce fut celle de savoir s'il n'y a pas des globules ganglionnaires qui émettent plus de deux tubes nerveux. Stannius la résolut par l'affirmative : « Je crois, écrit-il

(1849, p. 149), qu'on ne peut pas nier l'existence de globules multipolaires dans les ganglions des vertébrés..... Dans quatre ou cinq cas, il m'a été impossible, soit par raisonnement soit par un moyen quelconque, d'enlever le troisième prolongement. Lorsque dans une préparation il y a plusieurs tubes et plusieurs globules les uns sur les autres, on peut croire que l'on voit un globule multipolaire, lorsqu'une fibre primitive est recouverte par un globule bipolaire, ou lorsque l'extrèmité déchirée d'un tube est collée à un semblable globule. J'ai souvent trouvé des cas de ce genre, mais, en isolant et en faisant rouler le globule ganglionnaire par une légère pression sur le verre qui recouvre, j'ai découvert tôt ou tard la cause de mon erreur. Lorsque après avoir isolé complétement un globule apparemment tripolaire, tous ces moyens ne sont pas parvenus à enlever le troisième pôle, lorsque les trois prolongements paraissaient évidemment sortir du globule, il ne me restait, pour douter de l'existence réelle de globules tripolaires, que leur rareté et le fait qu'aucun observateur précédent n'en avait parlé. Ce n'est que pour cela que j'ai considéré comme de mon devoir de mentionner ici ces quelques cas. » (Pl. I, fig. 5.) R. Wagner (1) n'admit ces globules tripolaires qu'avec restriction, et se demanda s'ils n'étaient pas le résultat d'une division accidentelle d'un des tubes dans l'intérieur même du globule ganglionnaire. Mais les faits signalés par Stannius ne restèrent pas isolés. Schaffner trouva des globules ayant plus de deux prolongements dans les ganglions de l'oreillette du triton et dans les ganglions de l'écrevisse où il vit une fois quatre tubes primitifs sortir en forme de rayons d'un globule isolé (1850). — F. Ley-

---

(1) *Anzeige von Stannius, das peripherische Nervensystem*, etc., 1850, p. 56 et 58.

dig, rencontra un globule de 0,^{mm}.12 de diamètre qui se trouvait en rapport avec quatre fibres symétriques, quoique dans la masse granuleuse il n'y eût qu'un seul noyau. Leydig expliqua ce fait par la fusion de deux globules bipolaires (1851). — Stannius trouva de nouveau (1852) des globules multipolaires dans les ganglions périphériques du pleuronecte, dans le ganglion de Gasser et dans un ganglion spinal d'un fœtus de veau.—Frei (1) avait fait des observations analogues; — E. Faivre (1856, p. 369), Reinhold Buchholz (1863) les confirmèrent; — de même que M. Ch. Robin dans la dernière édition du dictionnaire de Nysten (2).

Quoique les observations précédentes démontrassent bien clairement qu'il y a des globules multipolaires dans les ganglions, on ne les admit dans ces organes que comme une rareté et à titre d'exception.

R. Wagner souleva la question de savoir si un même tube nerveux peut avoir deux globules ganglionnaires à la suite l'un de l'autre. Il était disposé à l'affirmative, mais il n'avait jamais pu voir le fait, non plus que Bidder et Volkmann. Stannius (1849, p. 149) vit cette disposition une seule fois à la base du tronc du nerf maxillaire supérieur du spinax acanthias : « Il y avait là un globule ganglionnaire d'où partaient deux fibres de moyenne taille : une de ces fibres paraissait longue et simple, l'autre se prolongeait en un second globule et reparaissait comme fibre nerveuse à l'extrémité opposée à celle où elle était entrée. Le trajet qu'elle avait parcouru, depuis sa sortie du premier globule jusqu'à son entrée dans le second, était de moitié plus court que le diamètre longitudinal d'un glo-

____

(1) Recueil de Canstatt, 1852, 1re livraison, p. 47.
(2) Article *Nerf*.

bule. Cette observation était aussi évidente que possible, c'est pourquoi je n'hésite pas, appuyé sur ce seul fait, à admettre la possibilité et la vraisemblance d'un tel rapport. » (Pl. 1, fig. 6).

Ce fait resta unique dans la science, et tous les auteurs admirent comme l'expression très-probable de la vérité qu'un tube nerveux ne présente qu'un seul globule ganglionnaire dans son parcours.

Ch. Robin avait établi deux espèces de globules ganglionnaires distingués les unes des autres par quelques particularités de structure, mais surtout par leur volume. On lui objecta que cette classification n'était pas justifiée, puisqu'il y avait des globules de toutes dimensions entre les deux limites qu'il avait posées. Bidder (1847, p. 35) réfuta d'avance toutes ces objections par des mesures qu'il prit sur un grand nombre de globules : « tandis que les fibres de $\frac{6}{10000}$ de pouce de diamètre présentent des élargissements de $\frac{4}{1000}$ et que le globule, qui y est logé, doit avoir une grandeur correspondante ou seulement un peu plus petite, les fibres qui ont $\frac{2 \text{ à } 2,5}{10000}$ de pouce de diamètre n'ont leurs élargissements que jusqu'à $\frac{2}{1000}$, élargissement auquel correspond naturellement la grandeur du globule. Entre les élargissements de $\frac{4}{1000}$ et de $\frac{2}{1000}$ il n'y en a pas d'intermédiaire. »

La différence de grandeur des globules permet donc de conclure à une différence dans leurs fonctions, de même que la différence complète qui existe entre les fibres larges et les fibres fines.

La doctrine (1) que les fibres larges ne sont jamais en connexion qu'avec les gros globules et les fibres minces

(1) Premier mémoire de M. Robin, 1847.

avec les petits globules trouva plus de contradicteurs. Bendz (1847) croit avoir vu sortir d'une grosse cellule ganglionnaire un tube large et un tube mince.—Kœlliker, Wagner, Stannius, n'admettent pas qu'il y ait un rapport entre le diamètre des fibres nerveuses et celui des globules ; et ce dernier (1849, p. 117) a vu, comme Bendz, dans les ganglions spinaux de beaucoup de poissons, des globules bipolaires d'où sortaient des fibres larges aussi bien que des fibres minces. J'ai souvent trouvé, dit-il, que l'un des pôles était plus large que l'autre. — Sur ce point, Bidder est moins affirmatif que sur la distinction des globules ganglionnaires : « Il m'a semblé, écrit-il (p. 37 de son mémoire), voir un globule ganglionnaire avec une fibre large afférente, et de l'autre côté une fibre mince, ce qui pourrait expliquer l'action du système cérébro-spinal sur les parties qui ne sont dépendantes que des fibres sympathiques sortant des globules ganglionnaires. »

On ne s'entendait point sur la structure du globule ganglionnaire.

Les uns le considéraient comme un petit corps sans paroi propre, contenant un noyau avec un ou plusieurs nucléoles, renfermé dans un élargissement de la paroi propre des tubes nerveux. Robin, Wagner, Bidder, F. Leydig, Axmann, E. Faivre, R. Buchholz, Luys, Julius Arnold, soutenaient cette opinion. Pour ces auteurs, ce n'était point *une cellule* dans le sens rigoureux de ce mot, toutes les fois qu'il était sorti de sa loge rompue.

Les autres, avec Kœlliker (1850), prétendaient que le corpuscule ganglionnaire n'est pas contenu dans un élargissement du tube, mais que c'est une cellule proprement dite, pourvue d'une enveloppe propre, d'une structure spéciale et différente de celle de la gaîne propre des tubes avec laquelle elle se continue.

Quelques histologistes, tout en admettant que les globules étaient contenus dans un élargissement de la paroi propre des tubes, les crurent encore renfermés dans une membrane spéciale. Bruch (1) dit avoir réussi, dans le ganglion de Gasser du veau, comme Volkmann dans ceux de la grenouille, à faire éclater un globule ganglionnaire nu et fermé de tous côtés, à en faire sortir le contenu granulé, et à conserver la membrane d'enveloppe vide et chiffonnée sur elle-même. E. Haeckel fit des observations analogues chez les décapodes.

En 1853, Remak appela de nouveau l'attention sur les idées qu'il avait émises quinze années auparavant, et qu'il avait pu confirmer pendant ce laps de temps. D'après lui, de tous les points de la surface des gros globules ganglionnaires partent des fibres ganglieuses qui leur forment une épaisse capsule, puis se continuent réunies en un seul faisceau ou comme enveloppe des prolongements.

En 1856, Stilling émit sur la structure du globule ganglionnaire et de la fibre nerveuse des idées tellement différentes de celles connues jusqu'alors que je ne puis les passer sous silence. Elles émanent, du reste, d'un homme dont les travaux ont fait faire tant de progrès à l'anatomie microscopique du cerveau et de la moelle, qu'il est de mon devoir d'y insister ici.

Valentin avait déjà remarqué que, dans l'enveloppe de la fibre nerveuse, il y avait une espèce de texture fibrillaire ; Remak avait dit que la fibre nerveuse de l'écrevisse contenait, au lieu de moelle, une grande quantité de tubes très-fins parallèlement juxtaposés. Mais ces observations étaient restées isolées. Stilling crut observer le même aspect chez tous les animaux, et lui donna la signification

(1) Recueil de Canstatt, 1849, 1ʳᵉ livraison.

suivante : le globule ganglionnaire est composé uniquement d'une quantité innombrable de tubes très-fins qui sont unis les uns aux autres des manières les plus diverses (Pl. I, fig. 7); et comme le tissu qu'ils forment est d'épaisseur différente en différents points, il en résulte des aspects qu'on a jusqu'à présent distingués sous les noms d'enveloppe, de contenu, de noyau et de corpuscule nucléolaire, ainsi que de prolongement. — Dans l'enveloppe du globule ganglionnaire, les tubes élémentaires forment un réseau ou un feutrage si entrelacé, que l'on ne peut rien dire de plus précis sur leur arrangement; ils sont unis à l'intérieur avec le parenchyme cellulaire proprement dit, et à l'extérieur avec les globules et les fibres du voisinage. — Le parenchyme de la cellule est encore plus dur et plus résistant que le tissu de l'enveloppe, parce que l'intrication des tuyaux y est encore plus compliquée. — Le noyau est composé de la même manière que l'enveloppe et le parenchyme de la cellule. — Le nucléole est un corps assez mou, sphéroïdal, composé de trois couches différentes, formées d'innombrables tubes très-fins, en relation avec le parenchyme du noyau. La couche centrale réfracte la lumière en rouge, la médiane en bleu, l'extérieure en jaune orange. — Les prolongements de la cellule se distinguent en quatre espèces : 1° Les plus fins sont les tubes élémentaires isolés qui servent à relier les globules ganglionnaires entre eux et avec les fibres primitives voisines; 2° d'autres prolongements d'abord larges et épais se subdivisent peu à peu en des tubes élémentaires très-fins qui vont se mettre en communication, souvent à de grandes distances, avec d'autres tubes émanés de cellules ou de fibres nerveuses; 3° des prolongements épais qui réunissent deux grosses cellules voisines; 4° des prolongements, soit épais, soit minces, qui se transforment en une fibre nerveuse primitive.

Le tube nerveux a une structure analogue, d'après Stilling. La figure 8 (pl. I), extraite de son ouvrage, le fera comprendre aussi bien qu'une description.

Will (1844) et Harless (1846) avaient déjà vu le cylindre axe pénétrer dans la nucléole, Lieberkühn (1849) confirma ces observations : « Le nucléole m'est apparu, dit-il, comme une petite boule adhérente à la fibre nerveuse, et pour ainsi dire, cette fibre elle-même amplifiée ou renflée. » Il indique cinq modes de connexion de la fibre avec le globule ganglionnaire : 1° le cylindre axe entre et se termine dans le nucléole; 2° le cylindre axe traverse le nucléole et se présente comme une fibre renflée dans le milieu; 3° il y a deux nucléoles par lesquels passent les fibres axiles; 4° d'un côté des globules une fibre axile entre dans un nucléole, et du côté opposé, un tube nerveux complet dans le noyau; 5° d'un côté une fibre axile entre dans le nucléole, de l'autre côté, une fibre nerveuse, munie vraisemblablement d'une gaîne, dans le globule même, et sa fibre axile passe jusqu'au nucléole (Pl. I, fig. 9)

Axmann (1853, p. 31 et 32), constata dans toutes les classes d'animaux que le cylindre axe se continue avec ce qu'il appelle la *plaque brillante*, c'est-à-dire le noyau. Mais il ressort de ses dessins qu'il a vu le cylindre axe s'aboucher non pas dans le noyau, mais dans le nucléole qu'il contient.

Stilling (1856) condamna les planches de Harless comme des dessins purement fictifs, et s'exprima plus sévèrement encore sur les découvertes de Lieberkühn en rejetant ses descriptions comme non conformes à la nature. Stilling, en effet, est d'avis, comme nous l'avons vu, que le cylindre axe n'est pas uni avec le nucléole directement, mais par un système de petits tubes, opinion encore plus extraordinaire que celle de Lieberkühn.

Wagener trouva (1857, pl. I, fig. 12), comme ce dernier anatomiste, le rapport du cylindre axe et du nucléole sur la sangsue médicinale, la limace noire et la limnée des étangs, et le défendit contre les objections de Stilling. — Kœlliker (1) a vu très-clairement dans le ganglion de Gasser du veau deux cas dans lesquels le nucléole se continuait avec le cylindre axe d'un prolongement efférent. — Jacubowitch (1858) et Owsjannikow (1861) se prononcèrent dans le même sens. — J. Arnold, dans son récent travail (1865), affirme que la connexion du cylindre axe et du nucléole est un fait général, et que, si les observateurs qui l'ont précédé n'ont réussi à voir ce rapport qu'exceptionnellement, c'est que les méthodes qu'ils avaient employées étaient mauvaises. « Si on observe attentivement (p. 12) une cellule en communication avec une fibre et qu'on regarde le cylindre axe, on voit qu'il s'implante dans la substance du globule; là il se dérobe à l'observation lorsque l'on emploie les méthodes ordinaires. Par des réactifs que j'indiquerai plus tard, on peut montrer que le cylindre axe se continue plus loin, dans l'intérieur du globule, comme un fil aplati et pâle, et qu'il aboutit à un renflement arrondi en forme de bouton, qui est le nucléole... Si le globule est couché sur le côté, de manière qu'avec la fibre nerveuse qui y entre, il forme un corps piriforme, dont l'extrémité plus mince, analogue à la tige, correspond à l'entrée de la fibre nerveuse, et l'extrémité plus épaisse contient le noyau et le nucléole, on voit très-bien le cylindre axe se plonger dans le pôle qui se termine en pointe et se diriger en ligne droite dans l'intérieur du globule pour se terminer dans le nucléole (pl. I, fig. 10)..... On voit très-distinctement ce cylindre axe large et

(1) Gewebelhere, 4ᶜ édition, p. 291.

lumineux passer de la substance cellulaire proprement
dite dans le champ du noyau, et là s'y élargir en un ren‑
flement en forme de bouton... Dans les cas, qui ne sont
pas très-rares, où l'on trouve deux ou plusieurs nucléoles,
le cylindre axe se divise en plusieurs rameaux, dont chacun se termine dans un nucléole. »

Un grand nombre d'auteurs ont condamné cette communication du cylindre axe avec le nucléole, et ont relégué
cette donnée dans la catégorie des mythes histologiques.
Ainsi, R. Wagner (1) prétendit qu'Harless avait placé dans
l'intérieur des globules des fibres qu'il voyait par transparence, et qui, en réalité, passaient soit au-dessus soit au-
dessous. Leydig, dans son anatomie comparée (p. 90), ne
rejeta pas cette communication d'une manière absolue,
mais ne la considéra que comme une rare exception.
Pour nous, nous pensons que, si elle existe, elle doit se
présenter comme un phénomène fondamental de la connexion des globules ganglionnaires avec les fibres nerveuses.

En 1857, Jacubowitsch démontra dans un premier travail que les cellules sympathiques existent non-seulement
dans les ganglions, mais encore sur tout le trajet de la
moelle, entre les cornes antérieures et les cornes postérieures. De là découlait encore cette conséquence que le
système sympathique n'est pas indépendant et isolé.

L'année suivante, il émit sa classification si séduisante
des cellules nerveuses, en motrices, sensibles et sympathiques : les premières sont volumineuses, ont des prolongements nombreux et sont situées dans les cornes antérieures de la moelle; les secondes sont petites, fusiformes, à trois ou quatre prolongements, et sont situées

(1) *Handwœrterbuch für Physiologie*, t. III. p. 367; 1847.

dans les cornes postérieures; enfin les troisièmes sont rondes ou ovales et à deux prolongements. Si cette division des cellules nerveuses a été attaquée, elle n'en est pas moins devenue classique, et M. Luys, dans son récent ouvrage sur le système cérébro-spinal, l'a adoptée sans réserve.

En même temps que les questions, dont nous avons tâché de donner un aperçu, se posaient et se discutaient, le champ du système ganglionnaire s'agrandissait.

En 1838, Remak découvrait de petits ganglions microscopiques dans la substance du cœur, chez l'homme et les mammifères. — En 1840 et en 1841, il constatait l'existence de ganglions semblables dans les parois des bronches et du larynx; — en 1851, dans la substance de la langue; — en 1852, dans les parois de l'estomac; — et en 1858, dans les parois de l'intestin, entre la tunique muqueuse et la musculeuse, en même temps que paraissaient le travail de Théodore Billroth et celui de G. Meissner sur le même sujet.

En 1844, Barkow décrivit le ganglion arythénoïdien sur le filet que le laryngé inférieur envoie au muscle de ce nom.

En 1854, Schaffner découvrit les ganglions microscopiques des glandes lymphatiques.

En 1861, W. Manz signala des ganglions nerveux sur les conduits excréteurs des glandes. Cl. Bernard et Brown-Séquard avaient constaté des mouvements rhythmiques dans le canal cholédoque, le conduit de Wirsung, les uretères et le canal déférent, mouvements qui rappellent jusqu'à un certain point ceux du cœur, où ils paraissent se rattacher à un grand nombre de petits ganglions enfouis dans sa substance, Manz pensa qu'il devait y avoir aussi des ganglions dans les conduits excréteurs, et il les a rencontrés en effet dans un grand nombre de ses dissections, qui ont eu pour sujet surtout des oiseaux.

En 1862, Auerbach trouva chez quelques oiseaux, le lapin et l'homme, dans la paroi de l'intestin, un appareil ganglionnaire spécial qui sert propablement aux mouvements péristaltiques. On connaissait depuis Remak des ganglions dans le tissu lamineux sous-muqueux; d'après Auerbach, entre les muscles circulaires et les muscles longitudinaux, existe une seconde couche ganglio-nerveuse qui n'est guère moins riche que la première. Elle s'étend sur tout le canal intestinal, depuis le pylore jusqu'au rectum. Dans les points du gros intestin où la couche des muscles longitudinaux manque, ces ganglions se trouvent immédiatement sous le péritoine.

Enfin, généralisant de plus en plus cette donnée de la dissémination et de la multiplication des ganglions vers la périphérie, Jacubowitsch (1860) arriva à conclure que tous les nerfs ganglionnaires se terminent dans la masse d'une cellule à l'intérieur des organes (1).

La découverte de la cellule bipolaire eut pour résultat de faire revivre la question de savoir si les ganglions sont des sources de fibres nerveuses.

(1) Luschka (1862) a démontré qu'il y avait dans le plexus inter-carotidien un ganglion d'une nature toute différente des autres et qu'il fallait rejeter du système ganglionnaire. Ce ganglion avait été décrit par Haller (*de Vera origine nervi intercostalis; Gœttingen*, 1743), par Berkelmann (*de Nervorum in arterias imperio*, 1744), par C.-S. Andersch (*Tractatus anatomico-physiologicus de nervis corporis humani aliquibus;* Regione, 1797), par Valentin (Hecker's *Annalen der gesammten Heilkunde*, 1833, Band XXIX, S. 398), par Mayer (*Froriep's notizen aus dem Gebiete der Natur und Heilkunde*, 1833), par Krause (*Handbuch der menschlichen Anatomie*, 2 Anfl., S. 1129), et Arnold (*Handbuch der Anatomie des Menschen*, Band II, S. 941). Luschka, qui en donne des figures d'anatomie descriptive et d'anatomie de texture, croit qu'il faut le ranger parmi les glandes lymphatiques.

Ne tendait-elle pas à montrer, en effet, que tous les tubes nerveux naissent exclusivement de la moelle épinière et du cerveau, et que si certains d'entre eux (les tubes sensitifs et les tubes sympathiques) se renflent à l'endroit des ganglions, c'est seulement pour se modifier d'une certaine manière dans le corpuscule ganglionnaire, puis continuer leur trajet périphérique après s'être reconstitués à l'état de tubes ? (1)

Pourtant quelle pouvait être la cause de ce fait reconnu depuis longtemps en anatomie descriptive, l'accroissement en volume des paires rachidiennes au delà du ganglion ? Etait-ce à un épaississement individuel de chaque tube ou seulement de sa gaîne qu'il fallait l'attribuer, comme Wagner le pensait ? Mais il faudrait que cet épaississement eût été vérifié chez tous les animaux.

On comprend que pour ceux qui admettent les cellules unipolaires dans les ganglions, cet accroissement des fibres n'a rien de difficile à expliquer : le prolongement unique se continuant avec un tube périphérique en rend compte. Ainsi pour B. Beck (1847, p. 41) on voit les fibres nerveuses qui entrent dans le ganglion, passer entre les globules sans s'unir à eux, et continuer périphériquement leur marche avec les fibres qui naissent des cellules unipolaires dans le ganglion même. En comptant au microscope les tubes nerveux, il arriva à ce résultat qu'il sort des ganglions plus de fibres qu'il n'y en entre, qu'il s'y trouve moins de globules ganglionnaires que de fibres, et que précisément ce nombre de globules correspond à l'accroissement des fibres dans le ganglion.

Les histologistes qui n'admettent que les cellules

(1) Ch. Robin, *Comptes rendus de l'Acad. des sciences*, 1847, p. 1079.

bipolaires sont fort embarrassés pour expliquer l'accroissement des fibres dans les ganglions. Pourtant il arriva qu'on vit un globule logé dans la cavité d'une fibre incurvée en arc, dont les deux branches, marchant dans le même sens à partir du globule, se dirigeaient vers la périphérie (pl. I, fig. 11). Bidder fit ainsi concorder les faits nouvellement découverts avec la théorie que Volkmann et lui avaient avancée sur l'indépendance du grand sympathique (p. 26). Il ne serait pas même nécessaire, comme le fit remarquer Volkmann, que les fibres sortissent du globule tout près l'une de l'autre; elles pourraient se trouver aux deux extrémités opposées d'un globule et cependant se rendre, l'une dans un des rameaux efférents du ganglion, l'autre dans un autre. — D'après le rapport de Henle (1847), chez des grenouilles, des chats et des veaux, on a quelquefois obtenu des préparations de ganglions qui autorisaient une pareille interprétation. — Donders (1) vit que les fibres qui sortent des ganglions dans la direction centripète ne continuent qu'en très-petite partie leur chemin vers la moelle épinière et le cerveau, et que les deux tiers environ reprennent leur cours vers la périphérie avec les rameaux des nerfs spinaux. — Stannius (1849, p. 148) trouva comme Bidder un globule envoyant deux prolongements à la périphérie. — Les auteurs n'en fournissent pas, à ma connaissance, d'autres exemples. Cette disposition est donc très-rare ; et c'est certainement une explication bien forcée celle qui se base uniquement sur elle pour rendre compte de l'accroissement des fibres dans le ganglion.

Mais si l'on songe qu'il existe dans ces organes des glo-

(1) Rapport de Henle dans le Recueil de Canstatt, 1849, 1re livr., p. 43.

bules multipolaires, comme un grand nombre d'auteurs l'ont démontré (p. 35), quoi de plus simple que d'expliquer le fait en litige : un seul tube nerveux relie le globule ganglionnaire aux centres cérébro-rachidiens, tandis que deux ou un plus grand nombre de tubes se rendent à la périphérie. Les globules multipolaires sont peut-être uniquement en relation avec les tubes minces sympathiques; les tubes larges de la vie animale semblent n'être en relation qu'avec des globules bipolaires: ils se modifient à leur contact, mais ne se multiplient pas.

La physiologie des ganglions ne rentre point dans notre cadre, cependant nous devons mentionner quelques expériences qui ont servi à éclairer leur texture et à établir sur des bases certaines la doctrine de Bichat, qui les envisageait comme des centres nerveux.

En 1850, Valler montra qu'un nerf séparé de son centre cérébro-spinal s'altère jusqu'à son extrémité périphérique. L'année suivante il chercha à savoir jusqu'à quel point la même loi s'applique aux nerfs qui présentent sur leur trajet la structure ganglionnaire. Pour résoudre cette question, il mit à nu sur des chiens les racines d'un nerf spinal, et les coupa au-dessus du ganglion, de manière à conserver une partie de la racine en connexion avec cet organe. Au bout de dix ou douze jours les chiens furent sacrifiés, et on trouva comme résultat invariable que les fibres motrices s'altèrent jusqu'à leurs extrémités, et que les fibres sensitives ne s'altèrent jamais tant qu'elles sont en connexion avec les corpuscules ganglionnaires.

Ces expériences et d'autres semblables tentées sur le nerf vague furent interprétées par Valler comme servant à confirmer, par la physiologie, l'existence des cellules bipolaires et leur action propre. « Chacune des fibres qui se fixent à chacun des pôles de ces corpuscules y trouve le centre de sa vie nutritive. Si le corpuscule se désorganise, les fibres partageront aussi son sort. Si par la section des fibres leur connexion avec les corpuscules est interrompue, elles se désorganisent, et partant perdent leurs fonctions qui ne se rétablissent que par le développement de nouvelles fibres prenant leur origine dans les extrémités coupées des fibres saines du ganglion » (1).

En 1856, Valler formula son idée d'une manière plus nette en disant que les ganglions spinaux sont des centres nutritifs ou trophiques bipolaires pour les fibres sensitives et que la moelle épinière exerce la même influence nutritive sur les fibres motrices.

Mais il faut prendre garde d'adopter cette opinion d'une manière trop exclusive et de croire que l'intégrité des ganglions puisse se conserver longtemps lorsqu'ils sont soustraits à l'influence de la moelle. Schiff (1852) enleva la moelle à des pigeons et à des cochons d'Inde, et parvint à les conserver vivants pendant six semaines. La moelle avait été enlevée, et non pas seulement détruite, à partir de la deuxième et de la troisième vertèbre dorsale sur les pigeons, et sur les cochons d'Inde depuis la deuxième vertèbre lombaire. Les rameaux de communication situés au-dessous de la plaie, ainsi que les plexus et les rameaux du grand sympathique montraient l'altération des tubes nerveux. Schiff ne rapporte pas s'il y avait des altérations des ganglions nerveux et quelles étaient ces altérations.

L'anatomie nous a montré que des tubes nerveux naissent dans les ganglions; mais, avant d'admettre que ce sont véritablement des centres nerveux, il fallait prouver qu'ils sont doués de la propriété de réfléchir les impressions et de produire des mouvements. C'était à la physiologie expérimentale à décider sur ce point. M. Cl. Bernard entre-

____

(1) *Comptes rendus de l'Acad. des sciences*, t. **XXXIV**, p. 846 ; 1851.

prit une série d'expériences dans cette direction (1862) : « Sur des chiens de très-grande taille, pour que les nerfs et le ganglion sous-maxillaire soient plus gros, j'ai mis à découvert le nerf lingual au-dessous de la mâchoire, le ganglion sous-maxillaire et la corde du tympan. Je place dans le conduit de la glande sous-maxillaire un petit tube d'argent qui doit servir à constater la sécrétion salivaire réflexe..... On a alors sous les yeux tous les organes du phénomène réflexe qu'il s'agit de constater, savoir : 1° le nerf lingual (nerf sensitif); 2° la corde du tympan (nerf moteur); 3° le ganglion sous-maxillaire, centre de l'action réflexe. Il ne reste plus alors qu'à isoler physiologiquement le ganglion sous-maxillaire en supprimant l'influence cérébro-spinale. On réalise facilement cette condition en coupant le tronc nerveux tympanico-lingual aussi haut que possible, au-dessus de l'émergence de la corde du tympan. Toutes les choses étant ainsi disposées, on peut constater d'une manière très-nette que des actions réflexes ont lieu dans la glande sous-maxillaire par suite de l'excitation du nerf lingual séparé du centre encéphalique; on prouve ensuite que cette excitation du nerf sensitif est transmise à la corde du tympan par l'intermédiaire du ganglion sous-maxillaire, qui joue dans ce cas le rôle de centre nerveux en dehors de toute participation cérébro-spinale. En effet, chaque fois qu'avec un courant électrique même faible on excite, dans un point aussi éloigné que possible du ganglion (à 3 ou 4 centimètres chez les grands chiens), le nerf lingual bien isolé, on voit, au bout de six à dix secondes, la salive s'écouler en gouttelettes par le tube d'argent placé dans le conduit sous-maxillaire, et l'écoulement cesser quand on suspend l'excitation galvanique du nerf. On peut reproduire l'expérience autant de fois qu'on le veut avec les mêmes résultats, pourvu que le ganglion sous-maxillaire soit resté intact. Mais il suffit, à l'aide de la pointe d'un bistouri ou de ciseaux fins, d'opérer une petite incision verticale en avant du ganglion sous-maxillaire, entre lui et le nerf lingual, pour diviser par cela même tous les filets qui font communiquer ces deux nerfs. Aussitôt après cette section, toute espèce d'action réflexe est devenue impossible.

« Les actions réflexes que je viens de signaler dans le ganglion sous-maxilaire sont beaucoup plus obscures et plus difficiles à manifester quand, au lieu d'exciter directement le nerf lingual, on agit sur la membrane muqueuse qui recouvre la langue.

«..... En résumé, d'après nos expériences, que j'ai contrôlées et vérifiées avec le plus grand soin et que je crois exemptes de causes d'erreur, je conclus que la langue est reliée à la glande sous-maxillaire par deux espèces d'axes nerveux en quelque sorte concentriques : l'un plus étendu, allant passer par l'encéphale; l'autre beaucoup plus court, passant par le ganglion sous-maxillaire. A ces deux trajets nerveux paraissent correspondre deux sortes d'influences réflexes destinées à agir sur la glande sous-maxillaire. La première, qui traverse le cerveau, est consciente et mise en activité plus spécialement par la fonction gustative de la langue ; la seconde, qui est inconsciente, est transmise par le ganglion sous-maxillaire et paraîtrait devoir être provoquée plus particulièrement par les conditions de sécheresse ou d'humidité de la membrane bucco-linguale.

« Le ganglion sous-maxillaire perd son pouvoir réflexe après un certain temps qu'il a été séparé de l'encéphale; et la glande sous-maxillaire, qui est alors complétement dépourvue de ses influences nerveuses, au lieu d'entrer dans un état de repos fonctionnel, se trouve, au contraire, dans un état de sécrétion permanente. »

M. Cl. Bernard termine par cette réflexion : « Il y aurait

donc dans le ganglion sous-maxillaire, par rapport au centre encéphalique, à la fois indépendance et à la fois subordination. En sera-t-il de même pour tous les ganglions du sympathique, ou bien trouvera-t-on dans les ganglions médians des cavités splanchiques, des centres nerveux pouvant se conserver et étant alors absolument indépendantes de l'axe cérébro-spinal ? J'attendrai, pour savoir si, après de nouvelles recherches, je puis me prononcer sur ce point. »

Ainsi la physiologie vient confirmer ce que nous avait enseigné l'anatomie : les ganglions, sources de nerfs, sont aussi des sources d'influx nerveux; ils sont liés à l'axe spinal par de nombreuses fibres, aussi perdent-ils leur pouvoir réflexe lorsqu'ils en sont séparés depuis quelque temps. La doctrine de l'indépendance et de la dépendance de ces organes a acquis une nouvelle certitude par les expériences physiologiques.

Il est de notre devoir, en terminant, de mentionner les noms des auteurs que nous n'avons peut-être pas toujours eu l'occasion de citer, et qui ont poursuivi leurs recherches sur les animaux inférieurs : tels sont Georges Newport, Helmholtz, Will, E. Blanchard, C. Bruch, Félix Dujardin, F. Leydig, Duvernoy, E. Faivre, E. Haeckel, Owsjannikow, Reinhold Buckholz, Georg Walter, Salvatore Trinchese (1). Ils ont démontré ce fait, si important pour l'anatomie philosophique, que les éléments du système nerveux sont construits sur le même type chez les invertébrés et chez les vertébrés ; et leurs observations sur des êtres simples ont servi à rendre plus intelligibles les phénomènes complexes des organismes élevés.

(1) Voyez l'index bibliographique pour l'indication des travaux de tous ces auteurs.

DEUXIÈME PARTIE

Moyens d'étude.

L'examen microscopique des ganglions nerveux est hérissé de difficultés.

Si, après avoir enlevé une petite portion de leur substance à l'état frais, on l'examine sans précautions, on ne voit qu'un corps blanchâtre, d'un aspect graisseux, granuleux, pulpeux, comme on le disait avant Ehrenberg, qui ne se laisse que difficilement traverser par la lumière, malgré son peu d'épaisseur, et dans lequel il est impossible de distinguer ni cellules ni fibres. — Si, en voulant l'étaler davantage, on appuie un peu trop la lame de verre, tout s'écrase, et ce ne sont plus que des gouttelettes de graisse flottant dans un liquide plus ou moins trouble. —Si l'on dilacère une petite masse ganglionnaire, on parvient à isoler quelques globules et quelques tubes de la matière qui les entoure; mais la violence que l'on a été obligé d'exercer sur ces éléments anatomiques, d'une fragilité extrême, a brisé l'enveloppe des cellules et détruit leurs connexions avec les tubes nerveux. — On a songé alors à durcir le tissu par des moyens chimiques, puis à pratiquer des coupes minces dans sa substance. Mais, quand on étudie une coupe d'un tissu composé, en grande partie, de fibres qui sont tantôt longitudinales, tantôt transversales, et tantôt obliques, il faut beaucoup de bonheur pour tomber sur des préparations qui permettent de poursuivre avec certitude la même fibre nerveuse un peu loin et jusqu'à son abouchement dans le globule ganglionnaire. Puis il arrive souvent que celui-ci a été divisé, de manière que le pôle, qui porte le prolongement opposé, manque.

En face de ces difficultés, il ne faut donc point s'étonner que la texture des ganglions nerveux soit restée si long-temps méconnue, et qu'elle présente encore des problèmes nombreux.

Dans cette étude les moyens et les méthodes de préparation ont une large part; nous y insisterons ici.

INJECTION DES NERFS.

Une circonstance toute fortuite donna l'idée de l'injection des nerfs. Poli, voulant injecter les vaisseaux lactés des mollusques, reconnut qu'il avait injecté leurs nerfs. Il fit part de cette découverte dans les *Testacea utriusque Siciliæ*, etc. (1), Reil (2), Bogros (3) et M. Cruveilhier (4), ont employé ce moyen d'étude.

Reil n'injectait que le névrilème, ce qui ne peut donner aucun résultat heureux; mais Bogros et M. Cruveilhier injectaient les faisceaux primitifs des nerfs, c'est-à-dire les canaux du *périnèvre* (5), en les piquant avec l'extrémité d'un tube à injection mercurielle.

(1) In-fol. ; Parme, 1791, 1795 et 1828.
(2) *Exercitationum anatomicarum fasciculus primus de structura nervorum.*
(3) Mémoire sur la structure des nerfs, dans le *Répertoire général d'anatomie et de physiologie*, in-4°, t. IV, 1re partie, 1827, p. 64.
(4) *Anatomie descriptive*, t. IV, p. 459; 1852.
(5) En 1854, un élément nouveau fut découvert dans le tissu des nerfs, c'est le périnèvre. Bogros et M. Cruveilhier l'avaient confondu avec des cloisons névrilemmatiques. Le premier assure qu'il se prolonge jusque dans l'épaisseur des ganglions avec une structure canaliculée, puis se perd dans leur trame. Henle (t. II, p. 164-165, 1843). R. Wagner (*Handwerterbuch der physiologie*, 1847, *sympathischer nerv.*; Erste Abtheilung, p. 384, fig. 51, *b, c,* et fig. 52, *b, c*), Kœlliker (*Mikroskopische anatomie*, t. II, 1re partie, p. 545-546 et p. 340, fig. 107; 1850), l'avaient entrevu ; mais ce fut M. Ch. Ro-

Le mercure coule dans ces canaux en se frayant une voie à travers les tubes nerveux, puis vient s'épancher dans les ganglions. Ces injections ne démontrèrent point comme Bogros l'avança, un canal central dans les filets nerveux, mais l'existence des tuyaux du périnèvre autour d'un faisceau de tubes. L'épanchement du mercure dans la substance ganglionnaire prouve que les tuyaux du périnèvre cessent à l'entrée des ganglions. Cet épanchement n'a pas toujours lieu, ce qui démontre que certains faisceaux nerveux passent sur les côtés des ganglions sans s'identifier avec eux.

Tels sont les faits que l'injection des nerfs au mercure a appris sur la texture des ganglions; et je ne crois pas que ce moyen d'étude soit appelé à un grand avenir. Toutefois si l'on pouvait injecter les nerfs avec une matière colorée solidifiable, on pourrait arriver à savoir d'une manière certaine comment le périnèvre se comporte vers les ganglions, ce que l'on ignore encore (1).

DE LA DILACÉRATION DES GANGLIONS.

La dilacération se pratique sur des ganglions frais ou sur des ganglions qui ont macéré dans différents liquides.

bin qui le décrivit le premier dans un mémoire lu à la Société de biologie le 5 août 1854. «Dans le grand sympathique, le périnèvre fait partie des racines blanches, de ses filets ou rameaux viscéraux blancs, ainsi que de la plupart de ceux du cou et des filets de communication des ganglions dans toute la longueur de la colonne vertébrale ; il manque dans ses racines grises ou gélatiniformes et dans les filets gris viscéraux. Dans le grand sympathique du cou, il enveloppe les fibres de Remak, en même temps que des tubes nerveux. »

(1) Le procédé d'injection microscopique des tubes nerveux, présenté à l'Académie des sciences (1849), par MM. Coze et Michels, procédé par lequel ils prétendent avoir mis hors de doute la nature tubuleuse des nerfs, n'est qu'un phénomène de dissolution du contenu des tubes par l'éther, le chloroforme ou l'essence de térébenthine.

Dans le premier cas elle est *simple* ou accompagnée de l'emploi d'agents qui *altèrent* ou *colorent* certaines parties.

I. *Dilacération simple des ganglions à l'état frais.* —Elle se fait dans un liquide inerte, tel que le sérum du sang, l'eau sucrée, l'eau gommée, la glycérine.

Lorsqu'on se propose d'examiner, les éléments ganglionnaires d'un animal à sang chaud, pour ainsi dire à l'état de vie, il importe de leur conserver leur chaleur. Pour cela il faut les placer sur un porte-objet chauffé et les maintenir à la température de 37° ou 40° pendant toute la durée de l'observation. J'ai employé un appareil qui atteint parfaitement ce but. Il se compose d'une boîte aplatie de 1 à 1 centimètre et demi d'épaisseur, de même forme que la platine du microscope, et qui peut se fixer solidement sur elle ; les deux faces de cette boîte sont en glace pour laisser passer les rayons lumineux ; le pourtour est un cercle de laiton qui réunit les deux rondelles de glace, et laisse entre elles un intervalle circulaire où se trouve un petit thermomètre. Cette cavité communique avec l'intérieur au moyen de deux petits robinets vissés sur le pourtour de laiton. A chacun de ces robinets s'adapte un tube de caoutchouc aussi long qu'il sera commode à l'observateur. L'un de ces tubes communique avec un vaisseau plein d'eau chauffée à une température donnée; l'autre va se déverser dans un autre vaisseau placé sur un plan inférieur au premier. On comprend que, par le mécanisme des siphons, on peut avoir, sur la platine du microscope, dans la boîte que j'ai décrite, un courant continu d'eau chaude, et que l'objet qui y sera placé pourra être maintenu à une température constante et déterminée, pendant des heures entières. Ce but n'est pas atteint avec les appareils qui chauffent l'objet au moyen de métaux bons conducteurs :

ils donnent tous des soubresauts de température nuisibles pour des observations délicates.

II. *Action des réactifs sur les dilacérations.* — Lorsque la petite masse ganglionnaire a été dilacérée, il est utile de faire agir sur elle différents réactifs pour rendre les éléments plus apparents. Les préparations que l'on obtient ainsi ne sont bonnes que pour l'observation extemporanée, car la plupart de ces réactifs altèrent et détruisent le tissu au bout d'un temps plus ou moins long. Pour conserver les préparations il faut s'abstenir de leur emploi. J'indiquerai (p. 72) quelques moyens de conservation.

L'acide sulfurique concentré gonfle instantanément les tubes nerveux et les globules ganglionnaires qui deviennent très-transparents et dont les noyaux disparaissent. Les tubes deviennent flexueux, variqueux, deux fois plus volumineux, et se présentent comme des circonvolutions intestinales entrelacées les unes dans les autres. Quelques secondes après le commencement de la réaction, on voit le contour des tubes et des globules prendre une légère teinte jaune, qui gagne progressivement leur centre ; toute la préparation présente alors une belle coloration jaune-orange, qui brunit de plus en plus, jusqu'à ce que les éléments soient complétement désorganisés et transformés en matières ulmiques. R. Buchholz a indiqué une réaction singulière de l'acide sulfurique concentré sur les granulations pigmentaires (1863, p. 254); il les colore en bleu indigo foncé, de même que l'iode colore l'amidon; et il suffit d'enlever l'acide sulfurique par un lavage pour restituer au pigment sa couleur rougeâtre primitive. On peut ainsi bleuir plusieurs fois le pigment et le rendre à sa coloration naturelle. La présence de l'acide sulfurique concentré ne modifie donc pas chimiquement ce corps, puisque, lorsqu'on l'enlève, on le retrouve intact, mais en le pénétrant il ne fait que changer sa propriété de laisser passer la lumière rouge, de manière à ne le rendre diaphane qu'aux rayons bleus.

L'*acide chlorhydrique fumant* agit comme l'acide sulfurique concentré, mais sans produire de coloration.

L'*acide nitrique concentré* rétracte immédiatement la paroi propre des globules et des tubes, en chassant au dehors la moelle qu'ils contiennent, sans attaquer de prime abord le cylindre axe ; au bout de trois ou quatre heures, les enveloppes, le contenu des globules et le cylindre axe sont jaunis. L'acide nitrique est loin de donner d'aussi bons résultats que les acides sulfurique et chlorhydrique pour l'étude immédiate des éléments ganglionnaires. — Lorsqu'après l'action de l'acide nitrique fumant, on ajoute une goutte d'une dissolution de potasse caustique, le contenu des globules et l'axe central se dissolvent, la gaine médullaire est saponifiée par la potasse, et il ne reste plus que les enveloppes jaunies.

Les *acides minéraux étendus*, les acides *phosphorique, hydrofluosilicique, arsénieux, oxalique, gallique, tartrique,* ont tous des réactions analogues, à des degrés divers, à celles de l'acide acétique que nous allons étudier.

L'*acide acétique concentré* gonfle les éléments lamineux et les transforme en gelée; par suite toute la préparation devient plus transparente et plus facile à observer. Les noyaux embryoplastiques, les noyaux des gaines des globules et des tubes, les noyaux semés dans la substance amorphe fondamentale, deviennent très-apparents. Le contenu des globules devient plus clair et les contours de son noyau se dessinent très-nettement.

Les solutions concentrées des *bases caustiques, soude, potasse, ammoniaque,* gonflent et pâlissent les éléments ganglionnaires dans les premiers instants de leur action; ils fournissent alors un excellent moyen d'étude; mais il faut se hâter de les observer, car leur pâleur augmente de plus en plus, et leurs contours finissent par se confondre et disparaitre.

Je ferai remarquer qu'en face de tous les réactifs énergiques que je viens de passer en revue, les globules ganglionnaires résistent moins que les tubes nerveux ; ils semblent constituer des organes plus délicats, qui sont attaqués et détruits les premiers.

Le *bichlorure de mercure*, l'*alcool* durcissent l'enveloppe des globules, en rétractant leur contenu, qui devient plus granuleux, plus foncé.

Lorsque l'on a enlevé l'humidité de la dilacération au moyen d'une goutte d'alcool absolu qu'on laisse en partie évaporer, si l'on ajoute une goutte d'*éther*, de *chloroforme*, d'*essence de térébenthine* ou de *benzine*, on voit les globules et les tubes se gonfler et leur contenu devenir très-transparent, parce que les matières grasses qui étaient devenues plus ou moins opaques en se solidifiant, sont dissoutes. La *créosote* agit d'une manière analogue, mais elle racornit trop les éléments pour être utile à l'étude.

Les moyens que l'on peut employer pour colorer les dilacérations sont la solution aqueuse et iodurée de l'iode, la teinture alcoolique d'iode, l'acide chromique, qui donnent en peu de temps une coloration jaune aux substances albuminoïdes; la solution ammoniacale de carmin, la fuchsine dissoute dans la glycérine ou l'eau alcoolisée, etc., qui leur donnent une coloration rouge; la solution alcoolique d'aniline qui leur donne une coloration bleue Je ne fais que mentionner ici ces agents, sur lesquels je m'étendrai un peu plus loin (p. 69).

III. *Dilacération après macération dans différents liquides.* — L'expérience montre bientôt que la dilacération des ganglions est favorisée par leur macération dans certains liquides.

Günther conseille de faire macérer les ganglions dans l'eau jusqu'à ce qu'ils commencent à se putréfier. Le contenu des tubes nerveux qui s'était d'abord opacifié, redevient quelquefois clair et transparent sous l'influence du ferment putride, et les éléments sont plus faciles à dissocier.

La cuisson peu prolongée dans l'eau bouillante, en amenant la coagulation des substances albuminoïdes, peut donner quelques bons résultats. Il ne faut pas toutefois beaucoup compter sur ce moyen, parce que cette coagulation se fait toujours si irrégulièrement que le contenu du ganglion se détache en débris.

J'ai employé pour faire macérer les ganglions un grand nombre de solutions plus ou moins étendues de bases ou d'acides, sans avoir constaté des avantages bien réels dans mes dilacérations. Au contraire, l'acide acétique et l'acide chromique sont des moyens précieux dans ces sortes de recherches; mais il faut s'en servir dans un état de dilution très-grand, de peur de trop ramollir et de trop dissoudre les substances albuminoïdes avec l'acide acétique; de trop les durcir et de trop les ratatiner avec l'acide chromique. Une dissolution de $\frac{1}{100}$ à $\frac{1}{500}$ d'acide acétique, et une dissolution dix fois moins concentrée d'acide chromique m'ont paru les plus utiles. On laisse les ganglions pendant deux ou trois jours dans de tels liquides; au bout de ce temps, la dilacération se fait mieux, et les détails des éléments anatomiques sont plus faciles à observer. Il faut noter qu'on ne doit faire macérer dans des solutions si étendues que de très-petits ganglions ou de très-petites portions des gros ganglions des mammifères.

J'ai aussi employé avec avantage le procédé de macération conseillé par J. Arnold (1865). Partant de ce fait que l'acide acétique rend le tissu conjonctif transparent, et que l'acide chromique durcit les éléments anatomiques, il arriva à combiner leur action. Il met le petit ganglion dans un verre de montre, où se trouve 4 ou 5 centimètres cubes d'une solution à $\frac{1}{500}$ d'acide acétique; il l'y laisse quelques minutes, puis il le transporte dans un autre verre de montre plein d'une solution d'acide chromique à $\frac{1}{5000}$. Le temps de l'action de l'acide chromique varie entre douze et quarante- huit heures.

J'arrive au moyen qui m'a paru le plus utile dans l'étude des éléments ganglionnaires, c'est leur digestion dans le suc gastrique. Ce moyen avait déjà été préconisé par M. E. Faivre, dans ses recherches sur le système nerveux de la sangsue; je l'ai employé chez les mammifères avec le plus grand succès.

On peut faire agir le suc gastrique dans deux conditions, à froid et à chaud.

A froid, son action prolongée pendant cinq ou six heures seulement, est peu différente de celle de l'acide acétique étendu. Mais, si on le laisse agir pendant vingt à vingt-quatre heures, le tissu lamineux du ganglion est dissous, et celui-ci se sépare en débris par une légère agitation du vase qui le contient. Si l'on examine ces débris au microscope, on constate que la paroi propre des tubes et des globules a été dissoute dans la majorité d'entre eux; ici, les tubes ne présentent que le cylindre axe complétement dépouillé d'enveloppe et semblable à de petites tiges de verre plus ou moins flexueuses; là, une portion de gaîne médullaire reste encore autour du cylindre-axe, puis s'interrompt pour se montrer plus loin; en un mot la gaîne propre semble digérée la première, et le cylindre-axe reste encore intact quand son enveloppe médullaire est énergiquement attaquée. (Pl. II, fig. 9 et 12.) Le contour des globules est devenu plus granuleux, ce qui empêche de voir le noyau aussi distinctement ; ses bords sont en général irréguliers, parce que la désagrégation de ses molécules se fait d'une façon plus active dans un point que dans un autre. Il nage dans le liquide de la préparation, où il roule facilement comme une petite sphère, et se retourne en tous sens. C'est alors que l'on peut voir, sur la surface de presque tous les globules, de petits appendices, tout à fait semblables aux cylindres-axes qui se trouvent isolés dans d'autres points, qu'on ne peut s'empêcher d'ajouter par la pensée ces cylindres-axes à ces appendices ; et qu'on a la conviction d'avoir devant les yeux des globules polaires (pl. II, fig. 9). Tous les globules ont des traces de cylindre-axe, sur la plupart on peut en compter deux, souvent un plus grand nombre. Aucun réactif, aucune dilacération ne donne des résultats aussi nets chez les animaux supérieurs, où l'étude des éléments ganglionnaires est si difficile.

A chaud, c'est-à-dire à la température du corps, l'action du suc gastrique est beaucoup plus rapide : au bout d'une heure le tissu est déjà gonflé ; au bout de deux ou trois heures il est désagrégé au point que je viens de décrire. Il faut toujours que le suc gastrique soit proportionné à la masse du tissu : pour cinq ou six petits ganglions rachidiens ou sympathiques de rat, j'employais deux gouttes de suc gastrique. Je les renfermais dans un petit tube de verre bouché, et lorsque je voulais accélérer la réaction par la chaleur, je conservais le tube sous l'aisselle pendant le temps voulu, comme Spallanzani le faisait pour ses digestions artificielles.

Y a-t-il une manière spéciale de faire les dilacérations de ganglion ?—Évidemment non. Le seul précepte à observer, c'est de dilacérer en parties aussi fines que possible sous le microscope simple ; mais il est indifférent de le faire avec plus ou moins de précautions, parce que c'est toujours le hasard et non le calcul qui peut conduire à une préparation intéressante.

Les dilacérations sont très-utiles pour étudier les éléments isolés d'un tissu ; mais, lorsqu'il s'agit de déterminer leur arrangement, il faut s'adresser à d'autres moyens.

DE LA MÉTHODE DES COUPES MICROSCOPIQUES.

La texture des ganglions s'étudie au moyen de coupes très-minces, pratiquées dans différents sens au sein de leur substance. Pour obtenir des coupes instructives d'un organe, il faut employer différents procédés que nous allons énumérer, puis décrire le plus brièvement possible. Il faut : 1º durcir l'organe; 2º le fixer dans une position déterminée ; 3° le couper; 4° soumettre les coupes aux réactifs chimiques et les colorer. Enfin, dans un dernier chapitre, nous dirons quelques mots des moyens de conservation qui s'appliquent aussi bien aux préparations dilacérées qu'aux coupes microscopiques.

I. *Durcir les ganglions.* — Une coupe très-mince ne peut se faire que sur des organes durcis. Quelques ganglions offrent, lorsqu'on les prend immédiatement après la mort, une consistance assez ferme pour que le durcissement ne soit pas indispensable ; tels sont : le ganglion cervical supérieur du veau, les ganglions rachidiens de la plupart des mammifères, etc.; mais les ganglions du plexus solaire, les ganglions crâniens, etc., doivent nécessairement être rendus plus durs.

Jacobson paraît être le premier qui ait utilisé l'acide chromique pour l'examen microscopique du système nerveux ; Hannover, qui avait étudié sous sa direction, en vulgarisa l'emploi. Pour durcir les ganglions nerveux, on commence par les plonger dans une solution très-légère, 1 partie d'acide chromique pour 100 parties d'eau distillée ; on renouvelle cette solution tous les jours en augmentant progressivement la dose de l'acide, jusqu'à ce qu'elle en contienne 4 ou 5 parties pour 100 d'eau. En trois ou quatre jours les petits ganglions sont assez durs pour être coupés ; vingt jours ou un mois suffisent pour les plus gros. Quand on emploie l'acide chromique comme moyen durcissant, il y a un écueil à éviter, c'est de trop laisser durcir le ganglion qui devient cassant, à cassure granuleuse, et qui se pulvérise sous l'instrument tranchant : son tissu est comme *brûlé* par l'acide.

Au lieu d'acide chromique on peut employer le bichromate de potasse dans la solution suivante :

> Eau distillée. . . . . 380 grammes.
> Bichromate de potasse. . . . 10 —
> Sulfate de soude. . . . . . . 2 —

M. Vulpian a signalé (1856) le *perchlorure de fer* comme moyen de conserver et de durcir les pièces du système nerveux. Il conseille de commencer par une solution au 20me ou au 30me, pendant un mois ou six semaines, puis de concentrer la solution jusqu'au 12me environ d'un perchlorure de fer à 45°. Cette solution, que j'ai employée souvent, est très-favorable pour durcir les ganglions, et surtout pour les conserver presque indéfiniment, sans que l'on ait à craindre qu'ils s'altèrent, comme cela arrive souvent lorsqu'on les laisse trop longtemps dans une solution chromique.

L'alcool absolu pur ou étendu d'eau distillée par moitié ou par tiers est un moyen de durcissement très-expéditif ; un jour ou deux suffisent.

La congélation vantée par M. Roudanovsky (1865)

doit donner de très-bons résultats. Je n'ai pas eu occasion de m'en servir.

II. *Fixer le ganglion dans une position déterminée.* — Lorsque les ganglions, qui ne sont point naturellement durs, ont acquis une consistance assez ferme pour résister au tranchant du rasoir, il faut les fixer solidement, de manière que celui-ci puisse les couper précisément dans le sens qui semblera le plus avantageux pour l'étude, soit en long, soit en travers. On comprend que des organes aussi ténus que la plupart des ganglions ne sont pas faciles à manier, si on n'en grossit pas le volume ou si on ne les accolle pas à des corps saisissables. Pour atteindre ce but, voici les procédés que j'ai employés : Après avoir retiré le ganglion à couper de la solution qui a servi à le durcir, je le dispose en étendant ses branches sur du papier buvard, où je le laisse sécher à l'air libre pendant une heure ou deux. Lorsque sa surface est bien privée d'humidité, je le trempe dans de la paraffine fondue, dont la température de fusion (42°) n'est pas assez élevée pour en altérer la substance; puis je le retire immédiatement pour laisser solidifier à sa surface une première couche de paraffine. En trempant ainsi le même ganglion à plusieurs reprises, j'obtiens bientôt un petit bloc de paraffine contenant mon ganglion, dont je connais la position exacte, c'est-à-dire, où sont ses faces, ses extrémités, les points d'émergence de ses principales branches. Ce petit bloc de paraffine est encore trop petit pour être tenu facilement entre les doigts, je le fixe alors au moyen d'un peu de la même substance fondue sur un bouchon de liége, ou je le dispose dans la cavité d'un tube en laiton, et j'y coule autour du ganglion une certaine quantité de paraffine fondue. Après la solidification de celle-ci, je retire du tube une petite bougie contenant à une de ses extrémités le ganglion nerveux disposé dans le sens précis où je veux pratiquer mes coupes.

Au lieu de paraffine, on peut se servir de divers encollages (que l'on trouve à acheter chez M. Bourgogne à Paris), au moyen desquels on colle les ganglions à couper sur du liége ou sur de petits morceaux de bois tendre. Il faut toujours appliquer sur l'objet plusieurs couches de ces encollages (1), lesquelles demandent plusieurs heures, quelquefois plusieurs jours pour sécher; tandis que la paraffine est immédiatement solide, et que mon procédé a au moins l'avantage d'être expéditif.

III. Les *coupes* que l'on peut faire à *main levée*, suffisantes pour l'étude de la plupart des tissus, sont souvent bien défectueuses pour celle du tissu ganglionnaire. En effet, il s'agit non-seulement d'avoir une tranche très-mince, mais encore de l'avoir souvent dans une grande étendue, afin qu'elle comprenne les nerfs qui s'irradient du ganglion, et que l'on puisse suivre, si c'est possible, la marche des tubes nerveux entre les globules ganglionnaires et leur abouchement avec ces éléments anatomiques. Or, il est presque impossible, quelque habitude que l'on ait de ces sortes de préparations, d'exécuter à main levée des coupes aussi parfaites qu'il le faudrait. Pour obvier à cette imperfection de la main, j'ai fait construire, par MM. Robert et Colin, un microtome qui ne diffère de celui de M. Follin que par la facilité avec laquelle je fixe dans son intérieur l'objet à couper. J'ai parlé de ma manière de faire de petites bougies cylindriques de paraffine avec

____

(1) Tous ces encollages ont pour base des mélanges de solutions concentrées de sucre ou de gomme avec de la gélatine dissoute.

un ou plusieurs ganglions pris dans cette substance. Le calibre des moules de laiton qui servent à les fabriquer est égal au calibre du tube de mon microtome, de sorte que les bougies entrent exactement dans ce tube. Une de leurs extrémités (celle qui ne contient pas le ganglion) repose sur une sorte de piston de cuivre fixé à la vis micrométrique, piston qui monte avec cette vis, et par suite pousse le cylindre de paraffine, dont l'autre extrémité (celle qui contient le ganglion) arrive au niveau d'un plan d'acier poli. Supposez que je fasse glisser une lame bien affilée sur ce plan, je couperai tout ce qui le dépassera ; si je fais monter la vis micrométrique d'un trentième ou d'un cinquantième de millimètre, l'extrémité de la bougie fera saillie au-dessus du plan d'une quantité correspondante, et si je rase ce plan avec la lame d'un couteau, j'aurai une coupe de la paraffine et de l'objet qu'elle contient, d'une épaisseur égale au vingtième, au trentième ou au cinquantième du millimètre. La paraffine se casse et se pulvérise, mais la coupe de l'objet reste. — On peut remplacer le cylindre de paraffine par un petit cylindre de bois tendre de même diamètre ; à une de ses extrémités on fixe le ganglion par un encollage, on place tout le petit système dans le microtome, puis on pratique les coupes comme je viens de le dire.

J'ai aussi étudié quelques coupes de ganglions que j'ai fait exécuter par M. Bourgogne, dont l'habileté dans ce genre de préparation est de réputation européenne (1).

(1) La méthode des coupes, dans l'étude des ganglions, doit toujours être contrôlée par celle des dilacérations, si l'on ne veut s'exposer à des erreurs. C'est ainsi que M. Roudanowski (1865, p. 235), qui n'a étudié que des coupes faites dans un seul sens, a cru voir des anastomoses entre les cellules ganglionnaires, au moyen de prolongements qu'elles s'enverraient réciproquement, anastomoses qui n'ont été signalées que par lui et que nous n'avons pu retrouver.

IV. *Emploi des réactifs et des moyens de coloration.* — Une fois la coupe microscopique obtenue, on la transporte immédiatement dans un peu d'eau distillée, ou on la laisse tremper douze ou vingt-quatre heures. On la soumet ensuite aux réactifs chimiques et aux agents de coloration pour en faciliter l'étude.

Je ne répéterai point ici ce que j'ai déjà dit de l'action des agents chimiques (page 59), que l'on combine et que l'on diversifie de mille manières ; ainsi Clark a trouvé qu'un liquide composé d'une partie d'acide acétique et de trois parties d'alcool jouit de la propriété de rendre transparentes les coupes du système nerveux ; Moleschott a trouvé une liqueur analogue, etc.; je ne veux indiquer que quelques moyens de coloration.

Les pièces qui ont été durcies dans l'acide chromique sont légèrement teintes en jaune et peuvent se passer d'autre coloration.

Les substances colorantes habituellement employées sont : l'eau iodée, la teinture d'iode, une solution d'iode dans l'acide iodhydrique, la solution ammoniacale de carmin, la fuchsine dissoute dans l'eau alcoolisée ou acidulée par l'acide acétique ou dans la glycérine, l'aniline dissoute dans l'eau alcoolisée. Le procédé de coloration est le même pour toutes : lorsque les coupes ont trempé dans l'eau distillée, on les plonge dans le liquide colorant, où on les laisse en général toute une journée. L'expérience apprend bien vite à ne se servir que de liquides peu chargés du principe colorant, parce que les matières organiques azotées le fixent en grande abondance, et se colorent avec une intensité plus nuisible qu'utile à l'observation.

J'ai essayé de colorer des préparations de ganglion avec des solutions très-étendues de nitrate d'argent (1 partie pour 400 ou 800 parties d'eau distillée), méthode préconisée par Recklinghausen pour d'autres tissus, sans en avoir retiré le moindre avantage.

Lorsque les ganglions ont été durcis dans une solution de perchlorure de fer, on peut les colorer par un procédé bien simple que je crois avoir employé le premier et qui m'a donné d'excellents résultats. On laisse tremper les coupes pendant au moins une journée dans l'eau distillée, que l'on renouvelle souvent afin d'enlever la plus grande partie du composé ferrique qui les imbibe ; puis, les ayant transportées dans un verre de montre plein d'eau distillée, on y laisse tomber une goutte d'acide gallique. Au bout de quelques instants, la réaction commence : les bords de la coupe prennent une teinte d'un noir bleuâtre, et au bout d'une heure toute la coupe a la même coloration. Lorsqu'on l'examine au microscope, on voit que, si les détails des éléments anatomiques sont un peu masqués, les globules et les tubes ont pris une couleur noirâtre qui leur donne une netteté de contour et un relief surprenants. Mais ce qui est surtout bien remarquable, c'est que les éléments nerveux seuls sont colorés, et qu'ils se présentent comme disséqués au milieu du tissu lamineux et de la matière amorphe d'interposition qui sont restés incolores. Ce fait peut sans doute s'expliquer ainsi : à la suite de lavages successifs dans l'eau distillée, les éléments nerveux ont la propriété de retenir plus longtemps la solution de perchlorure de fer qui les imbibait, et l'acide gallique intervenant, les colore sans agir de la même manière sur le tissu lamineux et la matière amorphe qui ont abandonné leur sel ferrique. C'est d'après une coupe qui avait été colorée par ce procédé que j'ai dessiné la figure 11 (pl. II). En employant ce procédé, il y a un écueil à éviter, c'est d'avoir une coloration noire trop intense qui ne permet plus de rien distinguer ; aussi, pour peu que la coupe ne soit pas très-mince, pour peu qu'on ne l'ait pas fait dégorger longtemps dans l'eau distillée et qu'on ne l'ait pas soigneusement lavée, il vaut mieux avoir recours à un autre moyen de coloration.

DE LA CONSERVATION DES PRÉPARATIONS DE GANGLIONS.

Lorsqu'on est tombé sur une dilacération ou sur une coupe instructive, lorsqu'on l'a soumise à des réactifs chimiques et qu'on l'a colorée, il faut la conserver.

Il va de soi que toutes les préparations qui ont été soumises à des agents désorganisateurs, comme les acides minéraux concentrés, les bases caustiques en solution saturée, ne peuvent se garder.

Les procédés de conservation pour toute pièce anatomique en général se distinguent en deux catégories, suivant qu'on se propose de la conserver humide dans un liquide imputrescible, miscible à l'eau, ou de la priver de son humidité pour la conserver par un vernis.

Dans le premier cas, les milieux dont on se sert le plus habituellement sont l'eau alcoolisée, la glycérine, une solution plus ou moins concentrée de sucre ou de gomme arabique, une solution de chlorure de calcium, d'acide arsénieux, etc. On fait avec du bitume de Judée une petite cellule sur une lame de verre, on laisse tomber dans son centre le liquide conservateur qu'on a choisi; puis on y dispose la pièce microscopique; on la recouvre du petit verre mince, dont on mastique le bord avec du bitume; et l'on a ainsi une préparation qui se conservera indéfiniment.

Dans le second cas, il faut priver la petite pièce microscopique de son humidité, afin que le vernis puisse l'imbiber et la rendre transparente comme une membrane desséchée. On ne peut songer pourtant à la priver d'humidité par une dessiccation complète, parce qu'elle se raccornirait, se déchirerait et deviendrait complétement impropre à l'étude. Il faut la faire sécher le plus possible, sans cependant qu'elle perde sa souplesse; puis on la traite par un mélange à parties égales d'huile de lin siccative et d'essence de térébenthine, que l'on étend sur sa surface à plusieurs reprises, avec un pinceau. Au bout de deux ou trois heures, l'eau a été complétement chassée et a été remplacée par le mélange que je viens d'indiquer.

La pièce microscopique qui, à l'état humide, était presque opaque, est devenue transparente et susceptible d'être pénétrée et conservée par un vernis. Celui que l'on emploie le plus habituellement est le baume du Canada, rendu presque liquide par l'essence de térébenthine rectifiée. Au lieu du mélange précédent, on peut employer, pour chasser l'humidité, un mélange à parties égales d'alcool absolu et de créosote. C'est un moyen plus expéditif : en un quart d'heure les pièces sont devenues translucides; mais il m'a semblé moins favorable que le précédent, en ce sens qu'il rétracte trop le tissu et déforme les éléments anatomiques.

Le procédé de conservation dans les vernis, en rendant les parties transparentes, de la même manière que les membranes des pièces anatomiques sèches, a l'immense avantage de permettre d'observer des coupes plus épaisses de ganglions et de suivre, dans certains cas, pendant un plus long trajet un prolongement de globule ganglionnaire (1).

____

(1) Les images photographiques exécutées par M. Duchenne (de Boulogne), d'après des coupes de ganglions, ne représentent leur texture que d'une manière très-imparfaite. En effet ces images, d'ailleurs toujours diffuses, ne donnent pas la sensation de la profondeur et du relief qui permet d'interpréter la forme des globules ganglionnaires, et de suivre leurs prolongements entre les fibres nerveuses, au-dessus ou au-dessous des globules voisins.

CHOIX DU SUJET ET DU GANGLION A ÉTUDIER.

Les ganglions des invertébrés, des insectes, de quelques annélides et de quelques mollusques, sont plus faciles à étudier que ceux des vertébrés, en raison de la petitesse de leur volume, qui permet de les embrasser tout entiers dans le champ du microscope, même avec un grossissement assez fort, et en raison de leur transparence qui permet de voir les globules avant toute dilacération.

Quoique les faits fondamentaux de texture soient les mêmes dans toute la série animale, cependant l'étude des tissus faite uniquement chez des êtres aussi inférieurs ne doit pas être isolée, et on n'en peut tirer que des inductions très-prudentes par rapport aux tissus des vertébrés.

Les animaux invertébrés sont spécialement propres à étudier les rapports des globules avec les fibres, parce que l'on peut y considérer les petits ganglions intacts, tandis que, chez les animaux supérieurs, il faut déchirer le ganglion, ce qui altère naturellement le rapport dont il est question. Parmi les vertébrés, les poissons, et surtout les plagiostomes, sont précieux pour ces sortes de recherches, à cause de l'absence ou du peu de développement, dans leurs ganglions, de cette substance intermédiaire qui, chez les mammifères, les reptiles et les oiseaux, fait adhérer les cellules entre elles et rend la poursuite de eurs prolongements si difficile. Après les poissons, ce sont les oiseaux, puis les reptiles, et en dernier lieu les mammifères, chez lesquels la texture des ganglions est le plus épineuse. Parmi eux les fœtus et les jeunes animaux doivent surtout être préférés.

Sans choisir trop de types pour ce genre d'études, il est important toutefois de ne pas se renfermer dans un seul, afin de mieux éclairer son sujet par la comparaison.

J'ai mis à profit les observations si précieuses faites sur les invertébrés, mais mes recherches personnelles ont eu pour but la texture des ganglions chez l'homme et chez les mammifères les plus rapprochés de lui.

Quant au choix des ganglions à étudier sur un animal donné, il faut toujours accorder la préférence aux plus petits. Lorsqu'on veut faire une dilacération, il faut prendre, par exemple, le ganglion de la racine sensitive de l'hypoglosse chez le chien, le petit ganglion coccygien chez l'homme. Quand on veut pratiquer des coupes en différents sens, il est évident que le choix ne doit être guidé que par la variété du ganglion rachidien, sympathique, crânien, etc., qu'on se propose d'observer.

Pour étudier les petits ganglions microscopiques ensevelis dans la trame des organes, on choisit ordinairement le cœur d'un petit amphibie tel que la grenouille, dont on rend les parois transparentes en les faisant macérer dans l'acide phosphorique étendu ou dans l'acide acétique. On emploie le [même moyen pour voir les ganglions des conduits excréteurs et des parois intestinales.

TROISIÈME PARTIE

Essai d'une description du tissu ganglionnaire

DÉFINITION. — Un *ganglion* est défini en anatomie générale par la présence d'un globule ganglionnaire, qui sert de trait d'union entre deux ou plusieurs tubes nerveux, et qui, au point de vue physiologique, est un modificateur de l'influx nerveux, un centre nerveux élémentaire.

De même qu'il existe des glandes formées tantôt par un seul follicule clos, ou par un seul cul-de-sac, tantôt par une agglomération en parenchyme glandulaire de plusieurs follicules ou de plusieurs culs-de-sac, de même il existe des ganglions, formés ici par un seul globule ganglionnaire, là par un plus ou moins grand nombre de ces éléments qui se réunissent et s'arrangent en *tissu*.

DIVISION. — C'est ce tissu que je vais essayer de décrire, en passant successivement en revue ses caractères physiques, ses caractères chimiques, sa texture qui comprendra l'étude des éléments qui le composent et leur arrangement en quatre variétés, son développement et ce que l'on sait de ses altérations pathologiques.

1° *Caractères physiques.*

SITUATION. — Le tissu ganglionnaire forme des organes *situés* sur le trajet des nerfs sensitifs et des nerfs sympathiques. Les nerfs moteurs (à l'exception des nerfs cardiaques et peut-être des autres nerfs vaso-moteurs) en sont dépourvus, et les globules ganglionnaires que l'on a quelquefois rencontrés sur des nerfs doués de motricité, ont toujours pu s'expliquer par la découverte d'une petite racine sensitive qui était restée inaperçue ; tels sont les ganglions de l'hypoglosse, du spinal, etc.

Les ganglions sont plongés, comme les nerfs, dans une sorte d'atmosphère de tissu lamineux plus ou moins chargé de graisse. Ceux qui appartiennent aux plexus du sympathique sont en général supportés par les artères. Ils n'affectent point un rapport analogue avec les troncs veineux, si ce n'est avec la veine porte qui, sous ce point de vue, comme sous beaucoup d'autres, ressemble à une artère.

Nombre. — Leur nombre, très-considérable, ne peut être déterminé, même d'une manière approximative. Sans doute l'anatomie descriptive a enregistré tous les gros ganglions qui se trouvent sur les paires rachidiennes, sur les nerfs du crâne, sur le cordon sympathique du cou, du thorax, de l'abdomen et du bassin, mais elle n'a pu compter tous ceux qui se trouvent dans le parenchyme des organes, du cœur, du poumon, du tube digestif, des organes génito-urinaires. Elle nous a fait remarquer que le nombre des ganglions du sympathique varie : qu'à la tête, les ganglions sphéno-palatin, otique, sublingual et sous-maxillaire n'ont pas une existence constante ; qu'au cou, il y a tantôt trois ganglions, tantôt deux seulement, et que ces variétés de nombre se reproduisent à l'infini dans les amas ganglionnaires du tronc cœliaque, dans ceux qui entourent les organes du petit bassin.

D'une manière générale, les ganglions qui avoisinent la moelle et le cerveau ont seuls un nombre déterminé ; mais, à mesure qu'ils s'en éloignent, ils se multiplient en raison de la dissémination de l'action nerveuse, ou toutes les fois que cette action tend à s'isoler comme au cœur et à l'intestin, ils se séparent ou se soudent, selon le caprice de la formation première. La connaissance de leur nombre devient impossible, et du reste peu nécessaire.

Volume. — Leurs dimensions ne sont pas moins variables que leur nombre ; depuis le gros ganglion cervical supérieur jusqu'au petit ganglion coccygien et jusqu'aux ganglions microscopiques des parois intestinales, qui quelquefois ne sont plus formés que par une seule cellule ganglionnaire, on observe tous les intermédiaires possibles. Leur volume est toujours subordonné au nombre et à l'importance des rameaux qu'ils émettent ou qu'ils reçoivent.

Forme. — Enfin les ganglions n'ont rien de fixe dans leurs formes ; on en observe qui sont sphériques, piriformes, ovoïdes, triangulaires, étoilés, etc. Les uns sont placés comme une intumescence sur un côté du nerf, tels sont les ganglions rachidiens ; les autres entourent le nerf qui paraît renflé dans un point, le ganglion d'Andersch par exemple ; quelquefois c'est un cordon plexiforme, comme le ganglion inférieur du pneumogastrique ; d'autres fois c'est une petite sphère ou un disque aplati, d'où rayonnent les filets émergents. Tout cela ne dépend que d'une différence dans le groupement des cellules ganglionnaires : la nature les dispose à son gré, d'après des causes secondaires qui nous échappent, mais qui sont sans influence sur les fonctions du nerf. Si tous les globules destinés aux organes du cou et de la poitrine se sont réunis dans le ganglion cervical supérieur ou dans l'inférieur, le ganglion cervical moyen manque ou n'est que rudimentaire.

Tout ce que nous venons de dire sur les variétés de nombre, de dimension et de forme, démontre assez que les ganglions sont sujets à de nombreuses anomalies, mais on comprend que ces anomalies, excepté peut-être celles qui se rencontrent dans le cordon sympathique du cou, n'intéressent point le chirurgien, qui n'a jamais à attaquer les ganglions ou à les ménager dans la profondeur des cavités viscérales où ils sont enfouis.

CONSISTANCE.—Chez l'homme et les vertébrés supérieurs, les ganglions ont une consistance assez ferme et élastique. Je n'excepterai que les ganglions des plexus sympathiques, qui sont mous et faciles à déchirer.

COULEUR. — Leur couleur est d'un blanc nacré, d'un blanc jaunâtre ou d'un gris rosé, selon la proportion de tel ou tel élément dans leur texture. Lorsqu'ils sont peu volumineux et qu'ils viennent d'être enlevés à un animal récemment tué, ils jouissent d'une certaine translucidité, caractère qu'ils perdent à mesure qu'ils se refroidissent.

2° *Caractères chimiques.*

On ne connaît que d'une manière fort imparfaite les principes immédiats qui entrent dans la composition du tissu ganglionnaire. Depuis Lassaigne (1), je n'en ai point trouvé d'analyse. J'extrais de l'ouvrage de M. Longet (2) quelques détails à ce sujet.

Wutzer prétendait que les ganglions différaient de l'encéphale par une plus grande quantité d'albumine et une moindre proportion de matières grasses.

Lassaigne expérimenta sur les ganglions gutturaux du cheval : 1° macérés dans l'eau froide, ils n'ont pas paru s'y dissoudre; cependant l'eau moussait légèrement par

(1) *Journal de physiologie expérimentale*, t. I, p. 391.
(2) *Anatomie et physiologie du système nerveux*, t. I, p. 118.

l'agitation, était troublée par l'infusion de noix de galle, par l'acide nitrique et par la chaleur, ce qui prouve que ce liquide en avait extrait une petite quantité d'albumine; 2° traités par l'alcool bouillant, ils n'ont éprouvé aucun changement; ce liquide a fourni par son évaporation des traces de matières grasses; 3° l'acide acétique faible, infusé sur ces ganglions, les a presque dissous, à l'exception de quelques flocons demi-transparents d'une matière qui jouissait de tous les caractères de l'albumine concrète. La dissolution acétique était précipitée par les alcalis en flocons blancs, qui se redissolvaient dans un excès de ces alcalis; l'hydrocyanate ferrugineux de potasse y formait un précipité blanc légèrement bleuâtre, absolument semblable à celui que forme le même sel dans la dissolution de fibrine par l'acide acétique; enfin, plusieurs autres essais ont convaincu Lassaigne que la partie des ganglions soluble dans l'acide acétique était identique avec la fibrine; 4° ces ganglions incinérés dans un creuset de platine, ont donné une cendre composée de phosphate de chaux et de sous-carbonate de la même base.

Lassaigne a conclu de ces expériences que les ganglions gutturaux du cheval sont composés : de fibrine, pour la plus grande quantité; d'albumine concrète, en petite quantité; d'albumine soluble; de traces de matières grasses; de phosphate et de carbonate de chaux.

On ignore si les matières grasses sont identiques ou non à celles de l'axe cérébro-spinal.

3° *Texture*.

Lorsque l'on a isolé un ganglion et ses principaux nerfs du tissu cellulaire ambiant, on peut, en poursuivant la dissection des troncs nerveux vers le ganglion, voir que le névrilème se continue sur cet organe, de manière à lui former une gaîne. Je considérerai séparément *cette gaîne* et le *tissu propre* qu'elle renferme.

Enveloppe des ganglions. — Elle a la même texture que le névrilème, c'est-à-dire qu'elle est formée par du tissu lamineux, dont les fibres entremêlées à quelques fibres élastiques sont enchevêtrées et pressées les unes contre les autres comme dans un feutrage.

La face externe adhère au tissu lamineux ambiant, au moyen de quelques fibres lamineuses qui leur sont communes.

La face interne envoie des cloisons qui partagent le ganglion en plusieurs loges; chaque division qui en résulte renferme des groupes de globules ganglionnaires, qui, à leur tour, sont séparés par des cloisons plus minces. — Au moyen de ce cloisonnement intérieur, l'enveloppe adhère tellement au tissu propre, qu'il est impossible de la disséquer sans léser celui-ci. Ce n'est que chez les animaux très-jeunes, dans le fœtus de l'homme et des mammifères, que l'on peut parvenir à isoler le fourreau sans endommager le tissu propre.

Sur les très-petits ganglions, l'enveloppe et les cloisons s'atténuent de plus en plus, jusqu'à ce qu'enfin elles finissent par disparaître autour de ceux qui ne sont plus visibles à l'œil nu. Chez les amphibies et chez les poissons, où le tissu lamineux n'a qu'un développement beaucoup plus incomplet que chez les vertébrés supérieurs, elles sont gélatineuses, molles, et se déchirent facilement; c'est là une des causes qui rend la dilacération de leurs ganglions beaucoup plus facile.

Tissu propre. — Le tissu propre est constitué essentiellement par des *globules* ou *cellules ganglionnaires* et des *tubes nerveux*, accessoirement par de la *matière amorphe,*

des *éléments lamineux*, quelques`rares *éléments élastiques*
et des *vaisseaux sanguins*.

Avant de faire connaître l'arrangement réciproque de
ces éléments anatomiques, je dois les envisager à part et
les décrire.

A. CELLULES OU GLOBULES GANGLIONNAIRES.

Les *globules ganglionnaires*, encore appelés *cellules* ou
corpuscules ganglionnaires, ont des caractères d'ordre physique, chimique et histologique.

CARACTÈRES D'ORDRE PHYSIQUE. — Ils se recontrent non-
seulement dans tous les ganglions périphériques, mais
encore dans les régions médianes de la substance grise de
l'axe cérébro-spinal, dans les corps genouillés, dans l'a-
mas de substance grise située à l'extrémité la plus antérieure du lobe sphénoïdal sur le trajet des racines externes
du nerf olfactif, et dans cette petite intumescence située
sur le trajet des fibres acoustiques, au moment où elles
contournent le pédoncule cérébelleux inférieur.

Leurs dimensions sont très-variables dans la série des
êtres. Dans les mollusques que R. Buchholz a examinés,
ils atteignent des grosseurs quelquefois colossales, jusqu'à être facilement visibles à l'œil nu. Mais, chez tous les
êtres, ils se divisent sous le rapport de leurs dimensions
en deux espèces : les uns grands, les autres en général
de moitié plus petits, entre lesquels il n'y a pas de grandeur intermédiaire. — Chez l'homme, les plus grands
mesurent 0^{mm}, 09, et les plus petits 0^{mm},04 (pl. II, fig. 1,
2, 3, 6, 7, 8).

Le plus souvent ils apparaissent sous la forme ronde ou
ovale. Quelquefois, lorsqu'ils sont très-nombreux dans le
même point, leurs contours se touchant, ils prennent une

forme plus ou moins polygonale. Les petits globules ont
des formes moins régulières que les gros.

A l'état frais et sans l'intervention d'aucun réactif, les
globules n'ont qu'une faible consistance. Lorsqu'on veut
examiner un ganglion de petit mammifère, tel qu'un rat,
qu'on vient de tuer, on ne peut déchirer son enveloppe
assez résistante, sans écraser la plupart des globules, et,
lorsqu'on l'a étendu autant que possible en liquide transparent sous le champ du microscope, on voit que le contenu des globules rompus s'écoule comme une matière
molle, demi-fluide, et que toute la résistance qu'ils
apportent à la rupture est due à la gaîne qui les renferme.

Ils sont transparents avec un léger reflet opalin.

Ils réfractent énergiquement la lumière.

Enfin, pour compléter cette esquisse des principales propriétés physiques, ajoutons que les globules se laissent
distendre par certains liquides, de même qu'ils se
rétractent facilement aussi sous l'influence de certains
autres agents.

CARACTÈRES D'ORDRE ORGANIQUE, OU DES CELLULES GANGLION-
NAIRES. — Les caractères chimiques devraient prendre
place ici, si nous ne pensions qu'il soit préférable de connaître la structure du globule avant de mentionner les
propriétés chimiques de ses différentes parties.

La structure du globule ganglionnaire doit être exami-
née dans deux états : à l'état de vie, c'est-à-dire enlevé à
un animal vivant ou que l'on vient de tuer et maintenu à
sa température vitale au moyen du petit appareil que j'ai
décrit (page 58); à l'état de mort, lorsqu'il s'est refroidi
depuis plusieurs heures.

Dans le premier état, c'est une vésicule transparente,
formée par une enveloppe et un contenu. — L'enveloppe
est pâle, nettement limitée, et paraît anhiste. Dire que

cette enveloppe n'est que l'élargissement de la gaîne propre des tubes nerveux, ou que c'est une tunique spéciale appartenant au globule et se continuant avec la gaîne propre du tube, sont deux expressions complétement synonymes, s'il est démontré qu'enveloppe du globule et gaîne propre du tube sont deux parties chimiquement identiques; or c'est ce que les réactifs prouvent. Je les considérerai donc comme la continuation l'une de l'autre, comme formées par une seule et même substance, sans m'inquiéter de savoir si c'est la gaîne propre des tubes qui s'élargit en enveloppe globulaire, ou si c'est celle-ci qui se rétrécit en tube. — Le contenu est une substance hyaline, assez compacte, très-réfringente, qui s'échappe en gouttes d'un éclat jaunâtre, lorsqu'on comprime le corps du globule entre les deux lames de verre. Ces gouttes ne se mêlent pas avec les liquides environnants, tels que l'eau distillée, sucrée ou gommée, le sérum du sang; et pour peu qu'on les comprime, elles prennent les formes les plus diverses, ce qui prouve leur état presque liquide. Dans certains cas, elles tiennent en suspension des granulations pigmentaires, mais il ne paraît pas y avoir d'autres granulations. Le noyau ne m'a pas paru visible.

Si on laisse refroidir le globule ganglionnaire, une légère ponctuation apparaît dans son intérieur, au bout d'une heure ou deux : on dirait d'une huile qui se fige. Au bout de huit à dix heures, le contenu s'est complétement solidifié. C'est dans cet état qu'on observe le globule dans l'immense majorité des cas, et qu'on le décrit.

L'enveloppe est homogène, parsemée de petits noyaux plats, triangulaires ou arrondis qui n'avaient pas été visibles jusqu'alors. La face externe est fibroïde et striée par des lignes qui se dirigent vers les pôles (Pl. II, fig. 1 et 11).

Le contenu est devenu opaque, granuleux, solide, et si l'enveloppe est rompue, il sort comme une masse cohérente (pl. II, fig. 5) un peu élastique. La dénomination de *corpuscule ganglionnaire* est alors la plus exacte qu'on puisse lui donner. — Quelquefois la coagulation s'est faite irrégulièrement, et le contenu se trouve divisé en une foule de petites masses brillantes au centre, foncées dans leurs contours. J'ai observé ce fait deux fois sans avoir pu en découvrir la cause. Il m'a frappé, parce qu'il m'a présenté des figures analogues à celles qu'a données Stilling. Aussi je me range à l'opinion de ceux qui pensent que cet auteur a pris pour une structure normale des phénomènes de solidification. — Le contenu solidifié parfois remplit complétement l'enveloppe, mais le plus souvent s'en écarte plus ou moins par un phénomène de retrait, et l'intervalle qu'il laisse entre sa surface et l'enveloppe se remplit par endosmose du liquide ambiant. — Quelquefois pendant ce retrait il se forme, entre le contenu et la face interne de l'enveloppe, des *expansions sarcodiques*, qui avaient été prises dans les premières descriptions pour une couche de vésicules tapissant à l'intérieur la membrane d'enveloppe (pl. II, fig. 2). M. Robin qui fut le premier à en signaler l'existence, fut aussi un des premiers à reconnaître qu'elles n'étaient point constantes, et que, lorsqu'elles se montraient, elles étaient le résultat d'une altération cadavérique. — Les granulations, si petites qu'elles ne sont point mesurables, sont irrégulières, d'une couleur un peu grise ou jaune. Elles sont d'autant plus petites qu'elles appartiennent à une zone plus voisine de l'enveloppe. — Les granulations de couleur rouille manquent dans les plus petites cellules ganglionnaires ; leur quantité augmente avec la grandeur de celles-ci et l'âge du sujet.

Le *noyau* devient très-apparent par la solidification du contenu. Il est généralement situé au centre du globule, sphérique, très-nettement limité, et réfracte fortement la lumière, ce qui lui a fait donner le nom de *plaque brillante* par Axmann. Son diamètre est de 0,^{mm}009 à 0,^{mm}018 — Les dimensions du noyau sont-elles en rapport avec le volume du globule ganglionnaire ? Ce rapport existe d'une manière constante chez quelques invertébrés, de sorte que toujours un noyau plus grand correspond à un globule plus volumineux, mais chez les vertébrés je n'ai point trouvé de rapport défini. — Jamais un corpuscule ganglionnaire ne contient deux noyaux. — Quant à la structure du noyau, il est composé d'une membrane enveloppante et d'un contenu granuleux renfermant un ou plusieurs nucléoles brillants. L'existence de la membrane d'enveloppe est démontrée par ce fait qu'entre le contour distinct et le contenu granuleux, on peut observer un très-petit espace clair, et quelquefois dans les gros noyaux des invertébrés, des plis de cette membrane comme Buchholz l'a observé. Lorsque le contenu a été fluidifié par les réactifs, la membrane du noyau reste très-visible, comme une vessie parfaitement claire et transparente. — Le contenu du noyau comme celui du globule est une substance amorphe qui tient en suspension des granulations. A l'état frais ils sont aussi transparents l'un que l'autre, ce qui explique pourquoi dans cet état le noyau est presque toujours invisible. — Les *nucléoles* ont 0,^{mm}002 à 0,^{mm}005 de diamètre. Leur centre plus brillant que leurs bords fait penser qu'ils sont formés par une substance plus dense et plus réfringente que celle qui les entoure.

Il faut savoir que, dans les premières descriptions du globule ganglionnaire, alors que l'on n'était pas encore nettement fixé sur la signification de ses différentes parties, on a souvent pris le noyau pour une cellule et les nucléoles pour des noyaux. Le contenu globulaire était considéré comme une sorte d'écorce de la cellule centrale

Les différences de structure entre les gros et les petits globules ne sont pas fondamentales : l'enveloppe est beaucoup plus épaisse sur les premiers que sur les seconds, où elle se déchire avec une facilité extrême, en laissant échapper le contenu ; mais celui-ci, le noyau et les nucléoles sont de nature identique dans les deux ordres de ces organites.

Le caractère histologique le plus important des globules ganglionnaires est leurs *prolongements,* si difficiles à voir chez les vertébrés supérieurs. L'observation aidée des réactifs, surtout du suc gastrique (page 63) me fait tendre de plus en plus à rejeter l'existence des cellules apolaires, et me donne la conviction qu'elles ont toutes deux ou plusieurs pôles, quoique je ne sois pas en mesure de nier d'une manière absolue les cellules unipolaires.

Nous savons depuis les travaux de M. Robin (page 38) que les deux espèces de globules ont leurs prolongements distincts : les prolongements des gros globules deviennent les tubes larges sensitifs de la vie animale ; ceux des petits globules deviennent les tubes minces de la vie végétative, les fibres sympathiques. L'enveloppe propre du globule ganglionnaire gros ou petit se continue avec la gaîne propre du tube nerveux en se rétrécissant insensiblement en entonnoir (pl. II, fig. 3) disposition que présentent ordinairement les globules de forme ovoïde et allongée, ou en faisant une démarcation brusque et même un léger étranglement entre ce qui est fibre et ce qui est globule, comme on le voit sur les globules sphériques (pl. II, fig. 1, 2). La gaîne propre du tube nerveux est d'une structure tout à fait semblable à celle du globule, quoiqu'elle soit moins épaisse et moins nucléée ; aussi est-on parfaitement autorisé à dire qu'elle s'élargit pour contenir l'organite ganglionnaire.

La gaîne médullaire des tubes larges s'interrompt au

point où ils s'abouchent dans le globule ganglionnaire. A l'état frais, cette moelle, transparente et liquide comme une sorte d'huile, peut être refoulée dans le globule entre sa paroi et son contenu, à l'aide d'une légère pression sur le verre qui recouvre (pl. II, fig. 2). On peut même, en pressant d'une manière alternative, la faire entrer et sortir successivement, sans qu'elle se mélange au contenu, ce qui prouve que la moelle des tubes et le contenu des globules sont deux substances différentes. — Lorsque la gaîne médullaire se fige par le refroidissement, elle diminue de volume, devient opaque, jaunâtre et grumelée. Elle se retire de la paroi du tube, et ce tube, qui n'avait jusqu'à présent qu'un contour, en a deux ; quelquefois elle se contracte et se rassemble en quelques points, de sorte que le tube nerveux devient variqueux ici, vide là. C'est ainsi que souvent il se produit un vide à la jonction du globule et du tube, circonstance qui ne contribue pas peu à faire perdre au microscope la trace des prolongements. Enfin la moelle peut s'échapper du tube déchiré qui perd alors de son diamètre par l'élasticité de sa gaîne propre.

L'observation des prolongements du petit globule est beaucoup plus difficile que celle du gros ; leur enveloppe, si mince et si fragile, se brise, et laisse échapper le contenu ; de plus, la gaine médullaire n'est que rudimentaire dans les tubes minces, et les phénomènes de sa coagulation qui donnent un double contour aux fibres larges et les rendent si apparentes, manquent presque complétement ici, de sorte qu'il est à peu près impossible de suivre les fibres à travers les globules. Dans quelques observations on a pu voir néanmoins qu'elles se comportent avec les petits globules de la même manière que les fibres larges avec leurs globules correspondants (pl. II, fig. 3, 7).

On sait que les tubes minces et les tubes larges possèdent un cylindre axe, difficile à voir à l'état frais, avant la solidification de la moelle, mais assez apparent après le refroidissement, surtout à l'aide de certains réactifs et en particulier du suc gastrique. Il se montre comme une petite tige homogène, sans structure, transparente comme du verre. Il plonge dans le contenu granuleux du globule (pl. II, fig. 9), dans le corpuscule ganglionnaire proprement dit; mais il ne m'a pas été donné de le suivre jusqu'au noyau et jusqu'au nucléole. J'ai fait représenter (pl. I, fig. 4, 9, 10 et 12) les dessins de quelques auteurs qui ont vu cette disposition; en employant les moyens qu'ils indiquent, et avec les plus forts grossissements du microscope de Nachet, je n'ai pu parvenir à la constater chez les vertébrés supérieurs.

Les prolongements peuvent se trouver en face l'un de l'autre, l'un à côté de l'autre, et en un mot dans les points les plus divers de la surface du globule.

Indépendamment des tubes larges et des tubes minces, dont l'histoire ne nous intéresse à propos de la texture des ganglions qu'autant qu'ils offrent des connexions avec leurs globules, on trouve encore un élément anatomique analogue aux prédédents, c'est *le tube sans moelle*, encore désigné sous les noms de *fibre à noyau*, de *fibre des nerfs gris*, de *fibre ganglieuse*, de *fibre de Remak*. La cause des divergences d'opinions qui existent dans la science sur cet élément, vient de ce qu'on le confond continuellement soit avec le tube mince sympathique soit aussi avec la fibre du tissu lamineux. — Il diffère du tube nerveux, en ce qu'il ne contient ni moelle, ni cylindre axe; par suite il ne peut être considéré comme un tube, mais comme une fibre ou une bandelette formée seulement par l'enveloppe propre des tubes nerveux avec les noyaux qui y sont attachés. — La distinction morphologique d'avec la fibre lamineuse, assez facile à établir, est basée sur son diamètre deux ou trois fois plus considérable et les noyaux nombreux et allongés dont elle est semée; mais au point de vue chimique, cette distinction est réellement impossible, car les réactifs (acide acétique, alcalis caustiques) qui gonflent et dissolvent les fibres lamineuses, attaquent aussi les fibres ganglieuses. Le mode de développement de ces deux éléments est fort différent; c'est là leur meilleur signe distinctif.

Lorsqu'on suit le développement des nerfs soit chez l'embryon, soit pendant leur cicatrisation, on peut constater l'apparition de corps allongés, que l'on serait tenté de prendre pour des corps fibro plastiques. Ces corps se soudent bout à bout de très-bonne heure, de manière à former une petite bandelette pâle, parsemée de noyaux, large de 0^{mm}, 005 à 0^{mm}, 006; c'est là, la fibre de Remak ou *fibre nerveuse embryonnaire*. Vers la fin du quatrième mois, ces bandelettes s'élargissent et deviennent cylindriques en se creusant d'une cavité; un mois plus tard cette cavité contient de la moelle et le cylindre axe; le tube nerveux est arrivé à l'état de complet développement. Dans le sympathique, ces bandelettes à noyau restent toute la vie à l'état embryonnaire (cours de M. Robin).

Leur accumulation dans certains rameaux du sympathique, où l'on en compte plusieurs centaines pour un ou deux tubes à moelle, constitue leur aspect gris et leur état mou et friable. On ne les rencontre dans la sympathique d'aucun mammifère en aussi grande quantité que chez l'homme. Quelles sont leurs connexions avec les globules ganglionnaires? On l'ignore, à moins qu'on ne suppose avec Remak qu'elles sont en relation avec leurs enveloppes, autour desquelles elles formeraient d'épaisses capsules, pour se jeter ensuite sur les véritables prolongements et les accompagner dans leur distribution périphérique. — Au point de vue anatomique, ce sont des fibres nerveuses rudimentaires qui ont subi un arrêt de développement; au point de vue physiologique, ce sont sans doute des conducteurs de l'influx nerveux aussi imparfaits que leur structure est incomplète relativement à celle des vrais tubes nerveux.

CARACTÈRES CHIMIQUES.

Voici, en résumé, les conséquences que l'on peut tirer des réactions sur les diverses parties du globule ganglionnaire.

L'enveloppe, qui ne fait pas une gelée transparente avec l'acide tartrique à chaud ni avec l'acide acétique à froid, qui ne se dissout point dans les alcalis concentrés à froid, n'est point du tissu lamineux. Ce n'est pas non plus du tissu élastique, dont elle s'éloigne par sa solubilité dans les alcalis concentrés à chaud, et par sa solubilité dans le suc gastrique, au bout de deux ou trois heures, à la température de 35 à 40°.

Le contenu est un composé de graisses et de matières protéiques.— Lorsqu'on a enlevé son humidité par l'alcool absolu qu'on laisse évaporer en partie, puis lorsqu'on fait agir sur lui l'éther, le collodion, le chloroforme, la benzine, le sulfure de carbone ou la créosote, on obtient une plus grande transparence de sa masse, dont la graisse est dissoute, et après l'évaporation de ces agents, on trouve sur la lame de verre une trace graisseuse. — D'un autre côté, l'acide sulfurique concentré le colore en jaune orangé, l'acide nitrique concentré le jaunit; les acides minéraux et les acides organiques étendus, les alcalis caustiques étendus finissent par dissoudre le contenu, dans lequel on ne voit plus rien que les noyaux vides et le pigment lorsqu'il en existe.

Les granulations ne sont point des matières grasses

très-divisées, mais des corps protéiques amorphes se formant pendant le refroidissement du contenu; en effet elles se dissolvent par les réactifs qui dissolvent l'albumine, et se colorent d'une manière intense par le carmin et la fuchsine, beaucoup plus intense même que la matière hyaline qui les agglomère, ce qui n'arriverait pas si elles étaient formées de matières grasses.

Les granulations brunâtres, insolubles dans les alcalis caustiques et les acides minéraux de toute concentration, colorées en bleu sans être décomposées par l'acide sulfurique concentré, décoloré par l'acide nitrique et l'eau de chlore, dissoutes par l'éther, l'alcool absolu, le chloroforme, l'acide acétique bouillant et les huiles volatiles, paraît être une substance graisseuse, non saponifiable, colorée en rouge (R. Buchholz).

Le noyau et son contenu ne m'ont pas présenté de réactions caractéristiques autres que celles des substances albuminoïdes.

La gaine des prolongements et des tubes nerveux a les mêmes réactions que l'enveloppe des globules; elle lui est par conséquent chimiquement identique.

La gaine médullaire est une matière grasse qui se saponifie par les alcalis caustiques, qui se dissout en grande partie par l'éther, le chloroforme et l'essence de térébenthine, qui ne se colore pas par le carmin et la fuchsine. Comme toutes les graisses, elle se partage par le refroidissement en deux parties, l'une qui reste liquide, l'autre qui se solidifie et donne à la gaine l'aspect granuleux. Cependant la gaine médullaire se rapproche des matières azotées en ce qu'elle se dissout comme elles dans le suc gastrique. On peut la considérer comme une graisse azotée.

Enfin le cylindre-axe se colore énergiquement par le carmin et la fuchsine, et présente toutes les réactions du contenu des globules dans lequel il plonge ; ce qui prouve l'identité de nature de ces deux parties formées par une matière azotée.

B. MATIÈRE AMORPHE.

Entre les éléments nerveux se trouve interposée une *matière sans structure déterminée*, matière qui adhère à leur surface et les réunit entre eux.

Elle est plus ou moins abondante selon la variété du tissu ganglionnaire, selon les animaux et selon leur âge.

Elle est plus abondante, molle et translucide chez les êtres inférieurs ; et chez tous elle possède plus ou moins les mêmes qualités dans le jeune âge. Mais, chez les mammifères en particulier, à mesure que l'état adulte arrive, elle devient de plus en plus dense et compacte ; chez le vieillard elle est opaque, moins abondante, fibroïde et tellement identifiée avec les éléments nerveux que leur séparation est presque impossible ; aussi les ganglions des sujets avancés en âge sont-ils petits, durs, comme desséchés, et d'un blanc mat sans transparence, et doivent-ils être toujours repoussés pour les études dont nous parlons.

On a comparé cette matière amorphe à la substance grise d'interposition du cerveau et de la moelle. Elle remplit sans doute pour les ganglions le même usage physiologique.

Ses propriétés chimiques ne sont pas connues. Le grand problème pour l'étude de la texture ganglionnaire serait de trouver un agent pour la ramollir et la dissoudre, afin que les globules puissent s'isoler sans les tiraillements qui les déchirent. C'est le suc gastrique naturel qui m'a paru le mieux atteindre ce but.

C. Eléments lamineux et élastiques.

J'ai dit que les cloisons de tissu lamineux finissaient par se perdre dans l'intérieur des ganglions; mais des éléments de cc tissu, soit à l'état de fibres, de corps fusiformes ou étoilés, et en outre des noyaux embryoplastiques, sc retrouvent partout autour des globules et des tubes. Comme dans tous les tissus, ils deviennent apparents lorsqu'on fait agir sur eux l'acide acétique étendu.

D. Vaisseaux.

On sait que dans les nerfs les vaisseaux capillaires ne pénètrent point entre les tubes nerveux, ils ne perforent pas les gaines de périnèvre, et se bornent à former des réseaux autour des faisceaux primitifs. Dans les ganglions, la vascularisation est beaucoup plus riche : le périnèvre n'existe plus, et les capillaires sanguins viennent former des réseaux directement autour des globules et de leurs prolongements.

Des vaisseaux lymphatiques n'ont jamais été signalés dans les ganglions nerveux.

4° Variétés du tissu ganglionnaire.

L'arrangement des éléments anatomiques dans les ganglions présente quelques variétés qui peuvent se classer en quatre groupes.

I. Dans le premier groupe, je range tous les ganglions qui interrompent la continuité des nerfs de sensibilité générale avant leur immersion dans les centres cérébro-rachidiens, ce sont les *ganglions spinaux*, les *ganglions du grand hypoglosse*, du *pneumogastrique*, du *glosso-pharyngien*, le *ganglion géniculé* et le *ganglion de Gasser*. — Les nerfs de sensibilité spéciale traversent aussi des amas ganglionnaires analogues à ceux que je viens d'énumérer : les fibres acoustiques, une intumescence grise au moment où elles contournent le pédoncule cérébelleux inférieur; les fibres optiques, les corps genouillés; les fibres olfactives, un amas de substance grise, signalée par Foville, située dans l'extrémité la plus antérieure du lobe sphénoïdal (1). Mais ces ganglions, par leurs connexions intimes avec l'encéphale, se rattachent à la description histologique de ce viscère.

Les particularités de texture des ganglions du premier groupe sont : un grand nombre de globules des fibres larges, relativement à un petit nombre de globules des fibres minces. — Ces globules sont logés entre les faisceaux des tubes nerveux qui se dissocient de différentes manières pour les entourer; — ils sont ou isolés ou réunis en agglomération d'un plus ou moins grand nombre, juxtaposés et pressés les uns contre les autres. — Point de cloisonnement intérieur; peu de matière amorphe; quelques rares éléments lamineux à l'état de fibre, de corps fusiformes ou de noyaux interposés entre les globules et les tubes.

II. Dans un second groupe je range les ganglions du cordon sympathique, *ganglions cervicaux, dorsaux, lombaires* et *sacrés*, auxquels je rattache les ganglions *ophthalmique, sphéno-palatin, otique, sublingual* et *sous-maxillaire*.

Le nombre des petits globules devient prédominant, dans une proportion indéterminée et très-variable. — Ils ne sont pas juxtaposés, mais tous séparés les uns des autres par des intervalles qui égalent au moins leur diamètre; — intervalles comblés : 1° par des tubes nerveux sympathiques et quelques tubes de la vie animale; 2° par quelques fibres de Remak; 3° par la matière amorphe

(1) Luys (*loc. cit.*, p. 22 à 28, 35 à 43).

parsemée de noyaux; 4° par une grande quantité d'éléments lamineux, qui dans les ganglions volumineux se groupent de manière à former des cloisons intérieures contenant les gros vaisseaux.

III. Le troisième groupe comprend tous les ganglions des plexus primaires, plexus *pharyngien*, *cardiaque*, *solaire* et *hypogastrique*, et de leurs émanations en plexus secondaires supportés en général par les troncs artériels.

De tous les ganglions, ce sont ceux dont la texture est le plus difficile à élucider. Ils m'ont paru être en grande partie formés par la matière amorphe, traversée par des faisceaux de fibres sympathiques et de très-nombreuses fibres de Remak. Toutes ces fibres juxtaposées et dont les bords empiètent les uns sur les autres et se recouvrent, donnent aux coupes longitudinales un aspect homogène, strié; sur le fond de la préparation, on aperçoit des corps irréguliers, plus clairs au centre que vers leurs bords, ce sont les globules ganglionnaires qui appartiennent tous à la variété des tubes minces, et que les dilacérations nous montrent comme ayant généralement trois ou quatre prolongements. — Ces ganglions paraissent riches en éléments de tissu lamineux et en vaisseaux capillaires.

IV. Les ganglions du quatrième groupe sont tous les ganglions, en général invisibles à l'œil nu, qui se trouvent sur les branches périphériques du sympathique, dans la trame du cœur, du poumon, dans les parois du tube digestif, autour des conduits excréteurs des glandes, dans les plexus caverneux, etc.

Ces ganglions se trouvent sur les bifurcations des filets terminaux, qui vont s'anastomoser en réseaux avec d'autres filets voisins. Ils se montrent comme de petites nodosités formées quelquefois d'un seul globule ganglionnaire, il n'y a pas lieu alors d'étudier leur texture; mais, lorsque ces organites se réunissent au nombre de trois, quatre ou un plus grand nombre, ils sont plongés dans une substance granulée et enveloppés par le névrilème du petit filet nerveux.

«Cette disposition a une grande importance au point de vue fonctionnel, car nous ne pourrions guère nous expliquer le mouvement péristaltique de l'intestin, s'il n'existait pas une disposition des nerfs telle que les irritations portant sur un seul point puissent se transmettre de réseau en réseau, de partie en partie. Tout ce que l'on savait jadis sur la division nerveuse ne pouvait suffire à expliquer le mode de propagation du mouvement péristaltique, tandis que cette disposition permet une explication très-plausible » (1).

5° Développement.

Le développement du tissu ganglionnaire est encore environné d'obscurité. A défaut de recherches personnelles, je rapporterai les opinions des auteurs que j'ai consultés sur ce point.

Ackermann (1813) pensait que le grand sympathique se développait avant toutes les autres parties du système nerveux, ce qui est conforme, dit-il, à la précocité de la formation des organes splanchniques auxquels il appartient. D'après le même auteur, tout le système nerveux commencerait par le ganglion cardiaque.

D'après Lobstein (1823), le nerf sympathique est déjà très-visible dans l'embryon de trois mois; ses ganglions sont très-apparents, et paraissent plus forts et plus développés que chez l'adulte proportionnellement à l'âge,

(1) Virchow (*Pathologie cellulaire*, trad. de Picard, p. 213).

excepté toutefois les ganglions semi-lunaires qui ne sont
pas aussi parfaits que les autres, et qui semblent n'arriver
que plus tard à un certain degré de développement. D'où
l'on pourrait conclure que les fonctions des organes abdo-
minaux sont encore dans un état de langueur chez le fœtus
ou qu'ils ont besoin de moins d'énergie à cet âge de la
vie. Kiesselbach (1835) a observé sur un embryon âgé de
onze semaines tous les ganglions du grand sympathique,
sauf le ganglion cœliaque.

Ces observations et plusieurs autres analogues prouvent que les ganglions nerveux apparaissent de très-
bonne heure, postérieurement toutefois à l'axe cérébro-
spinal, qui après la corde dorsale est la première formation
embryonnaire. Ils ne sont point formés par des expansions
de la substance cérébrale ; mais ils naissent indépendamment des nerfs de la vie animale, aux endroits même
où on les rencontre, et avant les rameaux qui les uniront
à la moelle. Une fois nés, ils prennent sur les centres cérébro-rachidiens une prédominance de volume, qu'ils
perdent bientôt par l'accroissement relativement plus rapide de ces derniers. D'après Breschet, chez les acéphales ils sont toujours très-développés.

Quant aux phénomènes intimes du développement, Bidder (1847, p. 56) et Reichert ont cherché à les découvrir.
Ils ont fait leurs observations sur le ganglion de Gasser
chez des poulets couvés. Au quatrième jour, ils ont remarqué, à la place du ganglion, des cellules à noyau qui
se distinguent par leur couleur jaunâtre et leur grandeur.
Au septième jour des expansions commencent à naître
du ganglion : ce sont les nerfs. Les cellules primordiales
se détruisent; leurs noyaux seuls persistent, et paraissent

____

(1) *Recherches anatomiques et physiolog. sur l'organe de l'ouïe*, etc.,
dans les *Mémoires de l'Acad. de méd.*, t. V, p. 366 ; 1836.

être le point autour duquel se développent les globules. Consécutivement à la formation de ceux-ci, le neuvième jour, les tubes naissent dans le centre des expansions du ganglion. Là-dessus Bidder émet toute une théorie, qui considére le contenu graisseux des tubes comme sortant des globules et se frayant peu à peu une voie à travers le tissu des branches du ganglion ; puis secondairement ce tissu s'organise en gaîne propre autour du globule et de ses expansions. Mais, laissant de côté ces interprétations plus ou moins hasardées, on peut conclure des expériences de Bidder que le globule ganglionnaire se forme avant le tube nerveux, avant ses prolongements.

6° *Altérations pathologiques des ganglions.*

L'anatomie pathologique des ganglions nerveux est presque complétement inconnue. L'analyse des rares observations que j'ai rencontrées dans les recueils scientifiques le prouvera surabondamment.

CICATRISATION DES GANGLIONS. — On n'a fait que très-peu d'expériences sur la cicatrisation des ganglions ; en premier lieu, parce qu'on a cru pendant longtemps qu'il était impossible d'arriver jusqu'à eux ; ensuite parce que ces expériences dont la possibilité fut démontrée plus tard sont néanmoins extrêmement difficiles (1). Schrader ne

---

(1) « J'ai obervé, dit Bichat, la difficulté de faire des expériences directes sur les ganglions nerveux, ce qui retardera beaucoup les progrès de la science.

« Dupuytren, en 1806, en me lisant ce passage, me demanda s'il ne serait pas possible d'extirper sur le cheval quelques-uns de ces ganglions ; ma réponse fut pour l'affirmative.....

« Quelques jours après, Dupuytren se transporta à Alfort pour être témoin d'une expérience qu'il regardait alors comme d'une grande importance. En peu d'instants, en sa présence, le ganglion cervical droit fut extirpé. Ce qui surprit surtout Dupuytren, c'est

trouva dans la cicatrice de ganglions qu'il avait coupés sur des lapins ni fibres nerveuses ni globules ganglionnaires. Au contraire dans la cicatrice de la moelle épinière coupée obliquement chez des pigeons, et dont la fonction s'était rétablie, Brown-Séquard (1) prétend avoir vu, outre la matière unissante et des fibres nerveuses à doubles contours, quelques cellules ganglionnaires dispersées. — En 1853, Valentin et Walter observèrent une régénération des corpuscules ganglionnaires, le premier dans le ganglion cervical supérieur du lapin; le second dans le renflement du nerf vague, chez le même animal.

En présence de ces assertions contradictoires, il faudrait évidemment de nouvelles expériences pour prendre un parti.

ATROPHIE. — Dans l'ataxie locomotrice, M. Luys (1865, p. 458 et 488) dit avoir rencontré une atrophie des ganglions rachidiens, avec une altération des globules qui avaient subi la dégénérescence dite *régressive*, consistant en une production considérable de granulations grais-

que le cheval resta impassible, ne jeta aucun cri, n'exécuta aucun mouvement.....

« Le ganglion du côté opposé fut enlevé par Dupuytren quinze jours après.

« L'animal en expérience a été conservé quatre mois, apès lesquels Dupuytren jugeant que l'expérience était suffisante, l'équarisseur l'abattit. Le bout des nerfs avait subi un renflement arrondi, pisiforme.

« Les phénomènes remarquables qui se sont manifestés pendant l'expérience ont été la rougeur avec infiltration, gonflement de la conjonctive oculaire et palpébrale, et la diminution de volume du globe de l'œil.

« J'ai depuis répété sept fois cette expérience sur des chevaux, à des intervalles éloignés les uns des autres, toujours avec les mêmes résultats. » (Dupuy, *Bulletins de l'Acad. roy. de méd.*, t. IX, p. 1156, 1843-44.)

(1) Recueil de Canstatt, 1851, 1re livraison, p. 51.

seuses dans leur cavité. MM. Vulpian et Charcot (1), dans un cas d'atrophie des faisceaux postérieurs où ils ont étudié l'état des ganglions spinaux, n'avaient pas constaté ces altérations. — Elles réclament donc de nouvelles études pour être adoptées.

TUMEURS DES GANGLIONS. — M. Serres communiqua à l'Académie des sciences, le 3 avril 1853, un travail intitulé : Observations sur la transformation ganglionnaire des nerfs de la vie organique et de la vie animale. « Les symptômes particuliers de cette affection ne me sont pas connus, par la raison que nous ne l'avons rencontrée que sur le cadavre : la première fois en 1834, avec M. Manec, chirurgien en chef de la Salpêtrière ; la seconde fois récemment, en 1843, avec MM. les Drs Petit et Sappey, prosecteurs de l'amphithéâtre des hôpitaux. » Les deux sujets étaient morts de fièvre typhoïde, et M. Serres admet la possibilité d'une relation de cette affection avec la transformation ganglionnaire. — Ces renflements ganglionnaires très-nombreux, puisque sur la première malade on en évalua le nombre à 1,500 ou 2,000, ont la forme et les caractères physiques extérieurs du ganglion cervical supérieur de l'homme. Les cordons antérieurs moteurs en étaient le siége aussi bien que les cordons postérieurs sensitifs : du reste les branches nerveuses de communication d'un ganglion insolite à l'autre paraissaient intactes à l'œil nu. M. Serres se demanda si ces renflements des nerfs étaient de véritables ganglions nerveux ; il fit très-bien ressortir que, pour résoudre cette question, il était nécessaire de les soumettre à l'examen microscopique, et il annonça que le résultat de cet examen ferait l'objet d'une nouvelle communication. J'ignore si ce résultat a été publié, mais je n'ai pu le rencontrer.

(1) *Comptes rendus de la Société de biologie*, 1862, p. 162.

Un cas semblable fut publié à l'hôpital de la marine à Brest, il fit le sujet d'une note adressée à l'Académie des sciences par MM. Maher et Payen (1845). L'altération avait été constatée avant la mort : le sujet éprouvait depuis quelque temps un engourdissement général qui augmentait de plus en plus. On trouva chez lui tout le système nerveux périphérique, semé en quelque sorte de ganglions ; les branches du mouvement étaient beaucoup plus affectées que celles du sentiment. — Dans ce cas le rapporteur, M. Serres, dit que l'examen microscopique n'a fourni aucun renseignement intéressant.

M. Gunsbourg, de Breslau, en 1843, publia, sous le nom de *Dégénérescence ganglionnaire des nerfs*, une observation analogue aux précédentes. — On trouva à l'autopsie d'un homme de 56 ans, qui succomba avec les symptômes de paralysie générale, une tumeur allongée de 25 millimètres environ, blanchâtre, dans laquelle venaient se perdre la troisième et la quatrième paire sacrée du côté gauche ; les paires correspondantes du côté droit offraient une tumeur semblable, mais plus petite, au delà de laquelle elles se continuaient plus minces qu'à leur entrée. « L'examen microscopique a été fait. Les nerfs ne présentaient jusqu'à la tumeur rien d'insolite. Mais, dans la tumeur, l'ordre des choses changeait de la manière suivante : entre les fibres primitives se plaçaient une grande quantité de cellules de la grandeur de $\frac{1}{70}$ de millimètre. Ces cellules étaient transparentes, aplaties par juxtaposition, contenant un noyau de couleur rouge jaunâtre, dont les bords étaient comme framboisés dans quelques préparations, libres et rondes sur d'autres. De plus, elles contenaient des globules d'un centième de millimètre de diamètre, au nombre de deux à six dans chaque cellule, et une très-grande quantité de petites molécules disséminées autour du noyau, de sorte que toute la surface semblait

pointillée. Bref ces cellules offraient presque tous les caractères des cellules ganglionnaires. Les fibres primitives
nerveuses se séparaient pour faire place aux cellules. Un
arrangement très-remarquable se trouvait sur plusieurs
préparations de la grande tumeur : c'est une dissociation
des fibres primitives, formant un réseau qui surmontait
les cellules ganglieuses.— Tous les nerfs du corps étaient
sains. »

D'après de telles descriptions, il est difficile de décider
s'il faut faire rentrer ces tumeurs dans la classe des névromes, ou s'il faut en faire des hypertrophies par une
multiplication exagérée des cellules ganglionnaires. La
question ne pourra se décider que lorsqu'on aura l'occasion
de faire un examen histologique attentif de tumeurs analogues aux précédentes.

On trouve dans les Comptes rendus de la Société de biologie, en 1854, deux dessins représentant une tumeur
du plexus solaire observée par M. Robin, qui la rangea
dans la classe des névromes. Elle fut rencontrée sur le
cadavre d'un homme de 45 ans, mort de pleurésie sup-
purée, et n'ayant jamais souffert du côté de l'abdomen.
Il avait seulement ressenti depuis plusieurs mois une sensation de barre transversale au niveau du creux de l'estomac. — Cette tumeur est formée par des cordons nerveux, ramifiés et anastomosés, correspondant aux nerfs,
et par des renflements correspondant aux ganglions. Le
volume des cordons varie depuis celui d'une plume de
corbeau jusqu'à un centimètre d'épaisseur et plus. Ils
sont grisâtres, demi-transparents, un peu gélatiniformes
au centre, qui est moins ferme, moins résistant que la
surface. La plus grande partie du tissu des cordons re-
pliés est composée d'un tissu cellulaire accompagné d'une
petite quantité de matière amorphe, à peine granuleuse,
plus abondante au centre qu'à la périphérie. Une figure

représente les éléments nerveux qu'on trouvait au centre de chaque cordon; ils conservent la disposition et la quantité normales. Dans les masses correspondantes aux ganglions existaient des cellules ganglionnaires semblables aussi aux cellules normales.

Des éléments anatomiques étrangers aux ganglions peuvent se développer hétérotopiquement au milieu de leur trame, et constituer pour la clinique des *tumeurs cancéreuses*. Toutefois les cancers ayant leur point de départ dans les ganglions n'ont été que bien rarement observés.

On trouve dans les *Archives de médecine*, (3e série, t. II, p. 340), l'extrait d'une observation de tumeur du ganglion cervical supérieur, relatée dans les *Archives de Muller* (1838, n° 1). La tumeur était dure, homogène, lardacée; l'examen microscopique n'en a pas été fait; et du reste qu'aurait-il appris, à une époque où on ne connaissait point l'anatomie normale des ganglions. On termine l'observation en mentionnant que des tumeurs semblables sont placées dans la poitrine, entre la plèvre, à laquelle elles adhèrent intimement, et la face interne des côtes.

Le Dr James Dixon (1847) rapporte l'observation d'une tumeur qui paraît s'être développée primitivement dans le nerf de la cinquième paire et son ganglion. L'examen microscopique a été fait : « On distinguait une masse de cellules, ovales lorsqu'elles étaient isolées, mais plus allongées lorsqu'elles étaient vues en masse, mélangées à un tissu aréolaire et à des vaisseaux sanguins; pas de traces de tubes nerveux ou de corpuscules ganglionnaires.» Cette tumeur, dont l'analyse anatomique est si vague, n'était donc pas formée par une hypertrophie des éléments ganglionnaires. Était-ce de l'épithélium, des culs-de-sac glandulaires? On ne peut le déterminer.

M. Verneuil a communiqué à la Société de chirurgie, au commencement de l'année dernière, une observation de cancer ayant débuté par le ganglion cervical supérieur. Je ne sache pas que l'examen histologique en ait été fait.

Il existe plusieurs autres exemples de tumeurs cancéreuses des ganglions, et entre autres du ganglion de Gasser; mais je les passe sous silence, parce qu'elles ne paraissent pas s'être développées primitivement dans les ganglions : le ganglion n'était envahi que consécutivement, à titre de tissu vasculaire, par un produit morbide voisin.

Luschka (1854) trouva dans le ganglion de Gasser, des deux côtés, chez une femme très-âgée, une altération produite par la présence de nombreux *corps amylacés* : «Il y en avait de petits ne mesurant que $0^{mm},012$, et de plus grands de $0^{mm},08$ entre les tubes nerveux et les cellules ganglionnaires. Beaucoup de ces corps avaient un aspect uniforme d'un blanc mat avant l'addition de l'acide chlorhydrique, et peu après l'addition de cet acide, prenaient, sans dégager de gaz, l'apparence d'un noyau formé de couches concentriques.» Le cadavre du même sujet présentait des corps amylacés de la plus petite dimension sur les parois de quelques vaisseaux tirés de la moelle et des hémisphères du cerveau.

Virchow (1861, p. 215) a remarqué que certaines maladies, de la nature des fièvres typhoïdes, produisent une sorte de pigmentation dans les cellules ganglionnaires du grand sympathique, de la même manière que la vieillesse; «et comme, ajoute-t-il, le pigment est quelque chose d'étranger dans la texture intime de la cellule, comme il n'a aucune importance dans la fonction cellulaire, comme nous devons considérer cette masse pigmentaire comme une production accidentelle et inerte, on pourrait donc considérer la pigmentation pathologique des ganglions du grand sympathique comme une espèce de sénescence précoce de ces parties. »

Telles sont nos connaissances sur l'anatomie pathologique des ganglions. Je tenais à faire ressortir, en terminant, combien elles sont vagues et incomplètes.

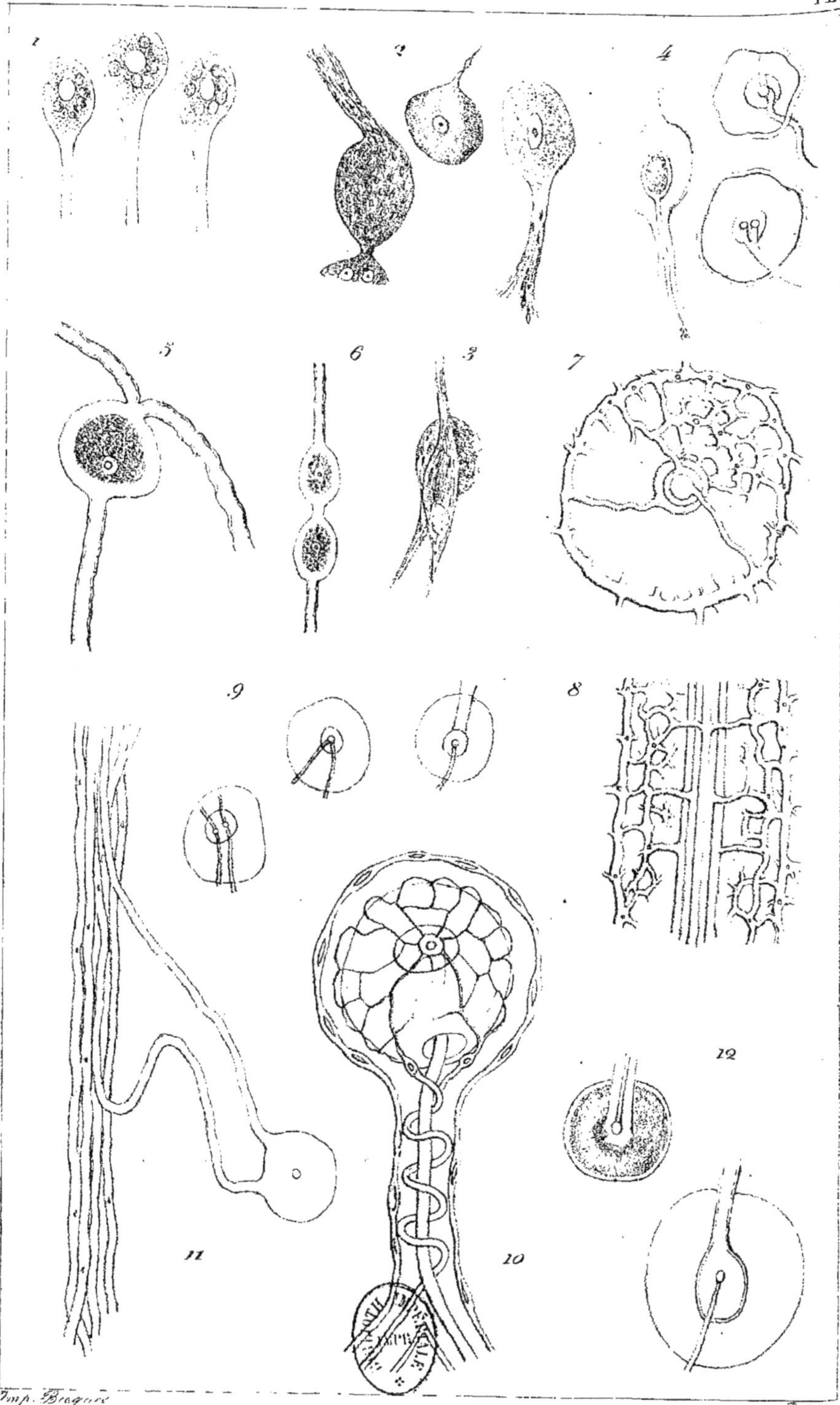
Imp. Becquet
P.L. lith.

EXPLICATION DES PLANCHES

Planche I.

FIG. 1. — *Corps en forme de massue* ou *globules à queue*, d'après Eh-
ronberg. Tirée des Mémoires de l'Académie de Berlin ; pl. VI,
fig. 7, 12.

FIG. 2. — Tres globuli nucleati ganglii spinalis vituli ex quibus
vario modo fibræ organicæ oriuntur (200 adaucti). Tirée du
mémoire de Remak : Observationes anatomicæ et microscopicæ de systematis nervosi structura, 1838 ; pl. I, fig. 11.

FIG. 3. — Celler af ganglion cervicale supremum af an Hund. Tirée
de l'ouvrage de Bendz, 1846 ; pl. V, fig. 15.

FIG. 4. — Tirée du mémoire d'Harless (Archives de Müller, 1846) ;
pl. X, fig. 4, 7 et 9.

FIG. 5. — Globule du ganglion du trijumeau, d'où paraissent sortir
trois fibres primitives ; tirée de l'ouvrage de Stannius : Das
peripherische Nervensystem der Fische ; pl. IV, fig. 11.

FIG. 6. — Deux globules ganglionnaires situés très-près l'un de
l'autre, couchés pour ainsi dire dans une seule et même
fibre nerveuse primitive, observés avec toute l'évidence dé-
sirable dans le ganglion du nerf trijumeau du spinax acanthias. D'après Stannius, *loc. cit.* ; pl. IV, fig. 12.

FIG. 7. — Tirée de l'ouvrage de Stilling : Anatomische und mikroskopische Untersuchungen über den feineren Bau der
Nervenprimitivfaser und der Nervenzelle, 1856 ; planche II,
fig. 59.

FIG. 8. — Tirée du même ouvrage de Stilling ; pl. II, fig. 58.

FIG. 9. — Connexions du cylindre-axe avec le nucléole, d'après
la planche du mémoire de Lieberkühn : De Structura gangliorum penitiori ; fig. 2, 3 et 9.

FIG. 10. — Connexion du cylindre-axe avec le nucléole, et fibre
spirale, d'après Julius Arnold : Ueber die feineren histologischen Verhaeltnisse der Ganglienzellen in dem Sympaticus
des Frosches ; Archiv von R. Virchow, januar 1865 ; pl. I,
fig. 6.

FIG. 11. — Tirée du mémoire de Bidder, 1847 ; pl. I, fig. 3.

FIG. 12. — Tirée du mémoire de Wagener, 1857 : Zeitschrift für
wissenschafliche Zoologie, Band VIII ; pl. XXI, fig. 3 et 6.

Planche II.

Fɪɢ. 1. — Globule bipolaire des tubes larges, vu sans superposition de la lame de verre, pour montrer l'aspect fibroïde de sa paroi externe. Dessiné par M. Robin d'après une dilacération de ganglion rachidien de raie.

Fɪɢ. 2. — Un globule de même espèce pris sur un ganglion rachidien de raie, traité par l'alcool, qui contracte le contenu, laisse voir les expansions sarcodiques que l'on prenait autrefois pour des cellules claires, sans noyaux, situées à la face interne de l'enveloppe, et fait pénétrer le contenu des tubes dans la cavité du globule. Dessiné par M. Robin.

Fɪɢ. 3. — a et b, globules des tubes minces ou de la vie organique, extraits d'un ganglion rachidien de raie ; parois très-minces, nucléées. Dessinés par M. Robin.

Fɪɢ. 4. — Contenu granuleux sorti en masse d'un globule après la rupture de son enveloppe. Dessiné par M. Robin.

Fɪɢ. 5. — Enveloppe rompue d'un gros globule de mammifère, ayant laissé échapper son contenu. Dessiné par M. Robin.

Fɪɢ. 6. — Gros globule ganglionnaire bipolaire de mammifère. Dessiné par M. Robin.

Fɪɢ. 7. — Portion d'un nerf sympathique de l'homme avec deux globules bipolaires. Dessinée par M. Robin.

Fɪɢ. 8. — Un gros et un petit globule ganglionnaire d'oiseau. Dessinés par M. Robin.

Les huit figures précédentes sont tirées des dessins inédits qui accompagnaient les mémoires publiés en 1847 par M. Robin ; elles ont été dessinées avec un grossissement de 300 diamètres.

Fɪɢ. 9. — Six globules ganglionnaires de rat après trois heures de séjour dans le suc gastrique à 37°. Les enveloppes sont digérées, le contenu est lui-même attaqué ; les cylindres-axes, intacts, plongent dans sa substance. — Grossiss., 190 diam.

Fɪɢ. 10. — Contenu d'un globule durci par l'acide chromique, brisé par la pression. — Grossiss., 320 diam.

Fɪɢ. 11. — Globules ganglionnaires avec leurs prolongements, que j'ai dessinés d'après une coupe suivant l'axe d'un ganglion rachidien de chien. Les globules et les tubes nerveux sont colorés en noir bleuâtre par le perchlorure de fer et l'acide gallique d'après mon procédé (voy. page 70). — Grossiss., 190 diam.

Fɪɢ. 12. — Tubes larges, tubes minces et cylindres-axes d'un nerf traité pendant trois heures par le suc gastrique de chien à 37°. — Grossiss., 190 diam.

Paris. — A. PARENT, imprimeur de la Faculté de Médecine, rue Monsieur-le-Prince, 31.